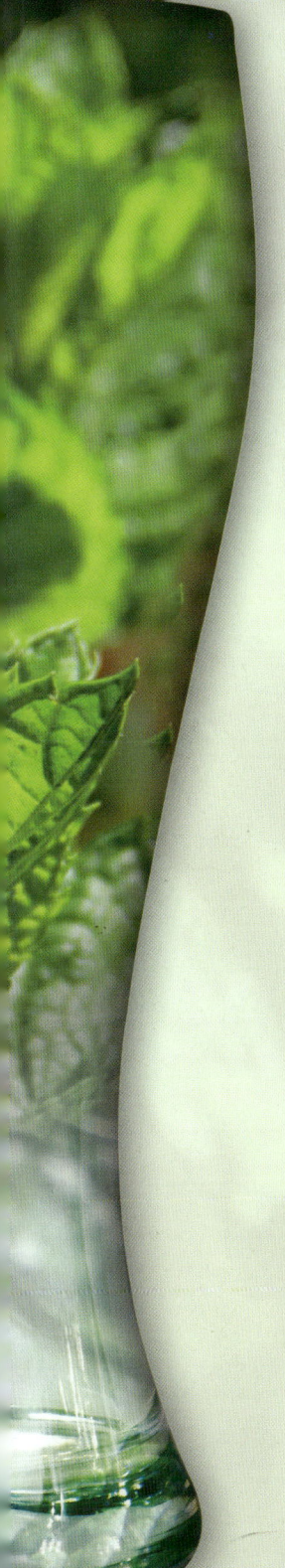

Gitta Lénárt

Bebidas alcalinizantes

Fuente de energía,
vitalidad y juventud

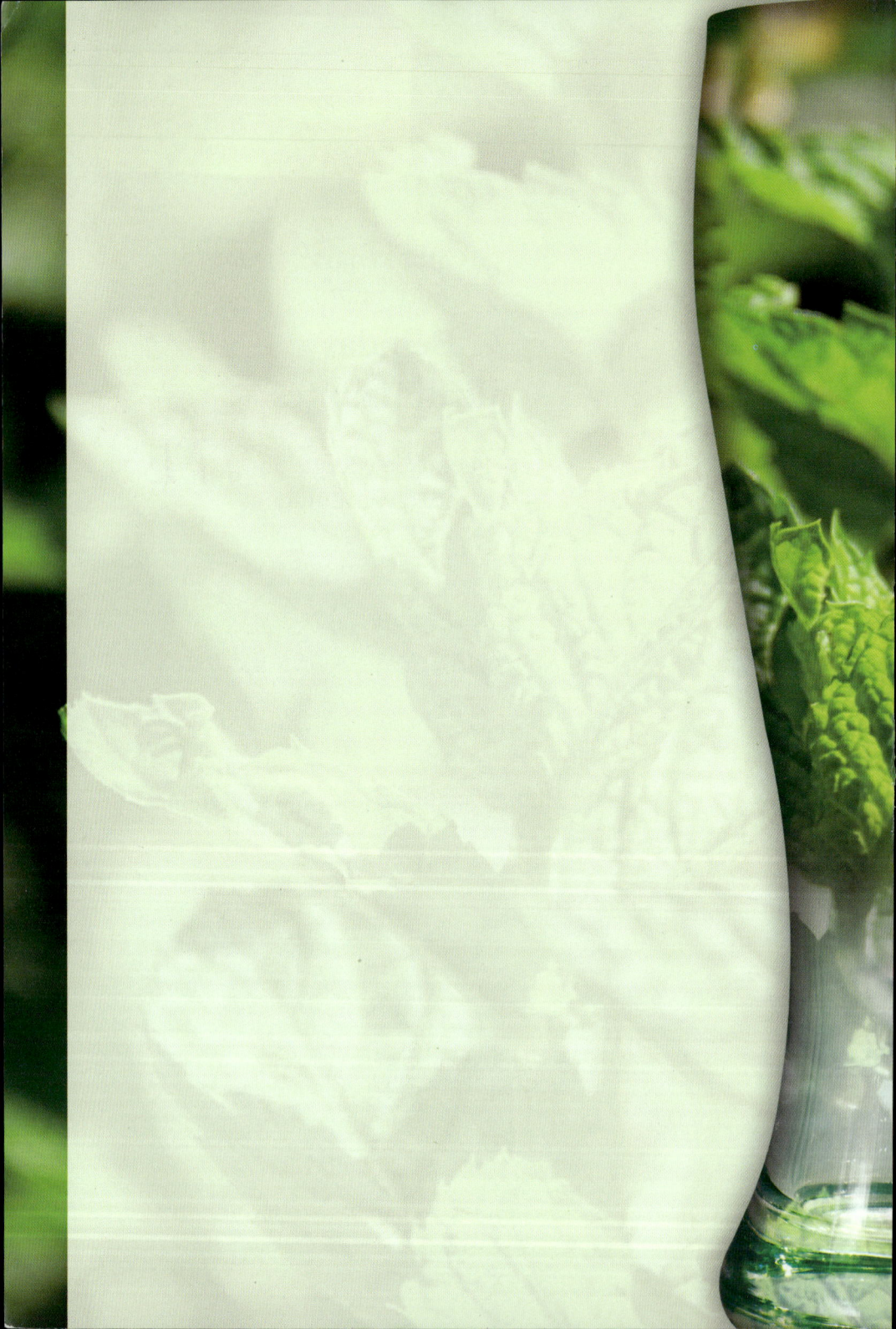

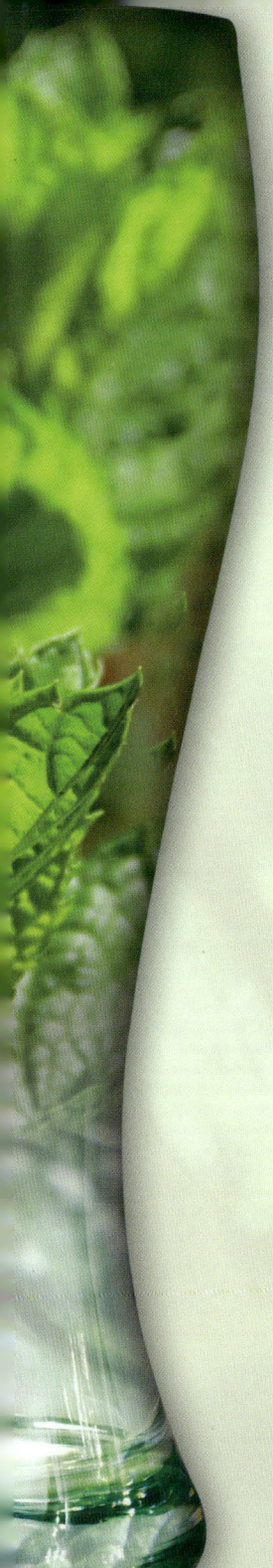

Gitta Lénárt

BEBIDAS ALCALINIZANTES

Fuente de energía, vitalidad y juventud

Traducido por Jenny Ildiko Komlos

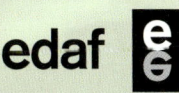

www.edaf.net

MADRID - MÉXICO - BUENOS AIRES - SANTIAGO
2017

© 2013. De esta edición, Editorial EDAF, S. L. U.
© 2013. Gitta Lénárt, publicado en Hungría con el título *Élő Italok könyve*, por Bioenergetic Kiadó.
© 2013. De esta traducción, Jenny Ildiko Komlos

Diseño gráfico: Krisztina Kajtár-Schneider
Diseño de cubierta e interior: Katalin Németh

EDAF, S. L. U.
Jorge Juan, 68. 28009 Madrid
http://www.edaf.net
edaf@edaf.net

Algaba Ediciones, S.A. de C. V.
Calle 21, Poniente 3223, entre la 33 Sur y la 35 Sur - Colonia Belisario Domínguez
Puebla 72180, México
Teléfono: 52 22 22 11 13 87
jaime.breton@edaf.com.mx

Edaf del Plata, S. A.
Chile, 2222
1227 Buenos Aires (Argentina)
edaf4@speedy.com

Edaf Chile, S. A.
Coyancura, 2270, oficina 914. Providencia
Santiago, Chile
comercialdafchile@edafchile.cl

Quinta edición: Junio de 2017

Queda prohibida, salvo excepción prevista en la ley, cualquier forma de reproducción, distribución, comunicación pública y transformación de esta obra sin contar con la autorización de los titulares de la propiedad intelectual. La infracción de los derechos mencionados puede ser constitutiva de delito contra la propiedad intelectual (art. 270 y siguientes del Código Penal). El Centro Español de Derechos Reprográficos (CEDRO) vela por el respeto de los citados derechos.

ISBN: 978-84-414-3293-2
Depósito legal: M-13636-2013

PRINTED IN SPAIN   IMPRESO EN ESPAÑA
                            COFÁS

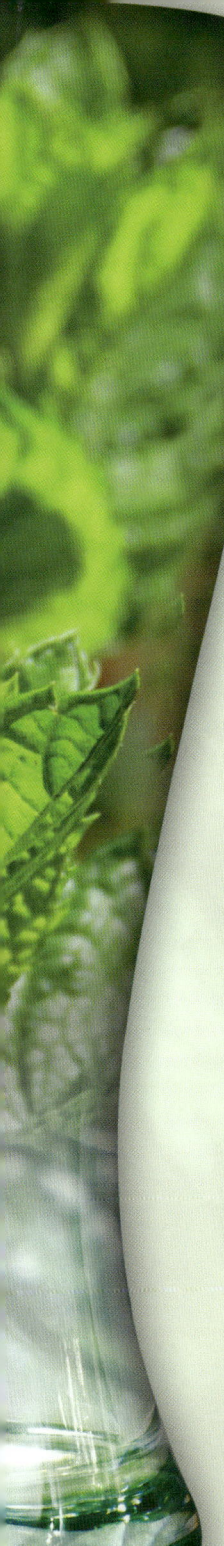

Índice

Presentación, por Gitta Lénárt 7
Prólogo, por Jenny Ildiko Komlos 9
Introducción 11
La importancia de las enzimas 14
La importancia de los zumos frescos en nuestra alimentación . 16
Pérdida de peso con zumos frescos.................................... 18
Alimentos ecológicos o no ecológicos 19
Ayuno, ayuno líquido y el ayuno de agua 22
¿Batido o licuado? 28
Dieta 100% vegana y cruda 30
Ingredientes. Las materias primas.....................................32
    Las frutas... 32
    Las hojas verdes.. 32
    Las verduras 33
    Nueces y frutos secos 33
    Agua pura.. 33
    Especias 34
Máquinas... 35
    Batidora de vaso Túrmix-batidora de brazo 35
    Licuadora – prensador de zumo 37
Sopas 41
    Crema de ciruela con salsa de anacardo 42
    Sopa cremosa de tomate... 44
    Sopa de mandarina con vainilla................................ 45
    Crema de espinacas... 46
    Sopa de calabaza con plátano 47
    Sopa de chucrut de col 49
    Sopa de manzana con apio....................................... 49
    Sopa de nectarina... 50
    Sopa de remolacha... 51
Leches a base de semillas y de frutos secos..................... 53
    La leche de nuez 54
    Leche de sésamo con zanahoria............................... 56
    Leche de nuez de Brasil 57
    Leche de cáñamo con cereza.................................... 59

Batidos de frutas y de verduras 61
   Smoothies-batidos de fruta 62
      Sueño Tropical 63
      Maravilla de frambuesa 65
      Batido de fruta Solecito 66
      Bebidas para levantarte por la mañana 68
      Bebida de guindas con chocolate 69
      Batido de fresa cremosa 70
      Batido clásico de cítricos 70
   Batidos de verduras 72
      Batido de brócoli con zanahoria 73
      Batido de espárragos y de pepino 74
      Batido de tomate 75

Batidos verdes 77
   Consejos prácticos y recetas 82
   Smoothies - Recetas de batidos verdes 88
      Batido de Shrek – favorito de mi hija Nora) 88
      Batido verde de melocotón y menta 89
      Batido de arándanos para rejuvenecer 90
      Batido verde de jengibre y limón 92
      Batido verde de apio y col crespa (o kale) 93
      Batido verde con jugo de hierba de trigo 94
      Batido verde sedoso con naranja 95
      Repollo con frutas amarillas 96
   Hierbas medicinales en los batidos verdes 98
      Batido verde con infusión de Jara para un sistema inmunológico fuerte 103
      Batido verde con infusión de pamplina 104
      Batido verde con el té Lapacho 105
      Batido verde con melisa 106
      Batido verde con llantén 107

La importancia de los jugos filtrados 109
   Bebida de Hipócrates 110
   Zumo de tomate con hierbas de especias frescas .. 112
   El cóctel de jengibre 113
   Zumo de repollo 114
   Una bomba de betacaroteno 115
   Bebida verde alcalinizante 116
   «Huerta Adorable» 117
   Jugo de piña con manzana 119
   Zumo de fruta roja 120
   Cóctel de jengibre con arándano 121
   Bebida energética de melocotón 122
   Un bocado de menta 123

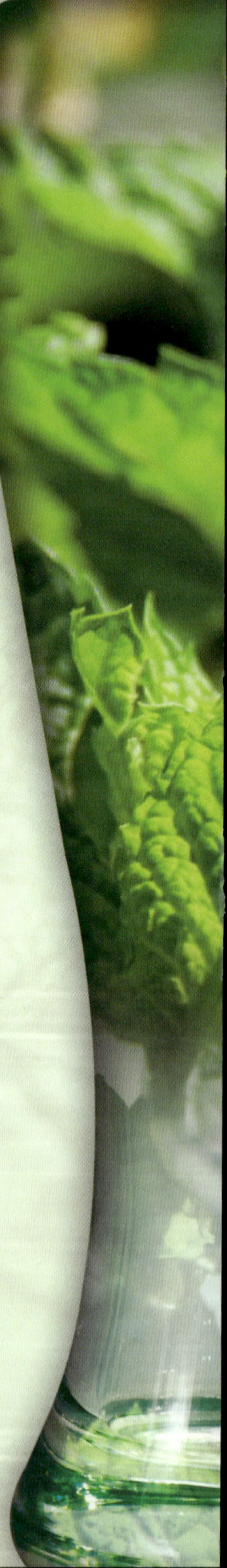

Presentación

Soy Gitta Lénárt, autora de este libro. Hace ya muchos años que me alimento únicamente de comida cruda vegana; es decir, frutas, verduras, frutos secos y semillas.

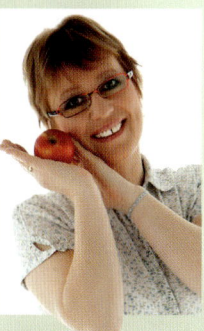

En esta presentación os hablaré de algunas propiedades y beneficios de la alimentación natural, sin que por ello os tengáis que ver obligados a llevar una dieta estrictamente vegana, pero sí basada fundamentalmente en los productos naturales. La siguiente relación obedece a mi propia experiencia a lo largo de los años, así como fruto de la observación y de los testimonios de personas de mi entorno, de seguir una alimentación vegana:

- Proporciona equilibrio a nuestro organismo.
- Produce un aumento de la vitalidad.
- Incremento de la fuerza y la resistencia físicas.
- La piel adquiere una apariencia más saludable y depurada.
- Ayuda a combatir los síntomas de algunas afecciones o trastornos síntomas en el cambio de estaciones, tales como las alergias o constipados...
- Mayor facilidad a seguir una pérdida de peso y de grasa en el cuerpo.

Como conclusión os puedo decir que el consumo continuado en el tiempo de alimentos y productos naturales es muy beneficioso para el organismo, y los resultados se ven día a día. Incluso llegan a desaparecer algunas sintomatologías que se resisten, a pesar del cambio de estaciones, tales como estornudos, picores, etc., y que nos han acompañado durante mucho tiempo.

Os sorprenderá observar lo bien que os llegaréis a sentir con una dieta a base de productos naturales.

Tras haber experimentado estos resultados maravillosos en mí misma, decidí compartir la experiencia y la información con el mayor número de personas, tanto de mi entorno como fuera de él. De ese deseo surgió este libro y un mensaje claro sobre su contenido.

¡En las verduras hay fortaleza, y más, mucho más, pues tienen poder curativo! Tenéis que tener claro que no podéis olvidar incluir las verduras y las hortalizas en vuestro plato todos los días. Pero no lo hagáis de cualquier forma. Tenemos que desterrar muchos mitos y uno de los más importantes es el de que lo que es sano no obligatoriamente sabe mal. Las comidas a base de alimentos crudos están llenas de energía, son apetecibles al gusto, y nos sorprenden con sus colores, olores y texturas.

Querido lector, la lectura de este libro es el camino adecuado para experimentar la fuerza curativa de los productos y elementos que nos proporciona la naturaleza. ¡Como primer paso hay que comenzar a preparar batidos frescos, zumos licuados y prensados y exquisitas cremas y sopas!

En la actualidad, para poder hacer este tipo de terapia, podemos encontrar en el mercado una amplia oferta de completísimos y prácticos libros de cocina, aparatos y electrodomésticos sofisticados para preparar la comida, así como cursos que te ayudarán en el aprendizaje. No estás solo.

Deseo mucho éxito a cada uno de mis lectores en el camino del conocimiento y la experiencia.

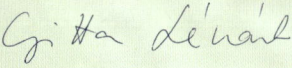

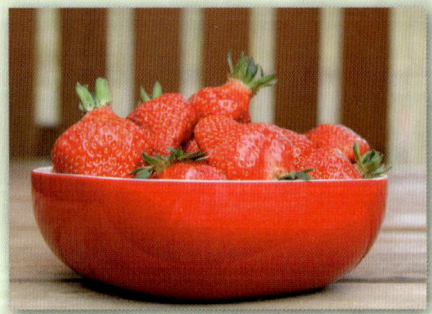

Prólogo

Apreciado lector,

Opté por traducir este libro escrito por mi amiga Gitta, porque creo que la información que contiene debería estar al alcance de todo el mundo. Gracias a estas páginas podrás adquirir todos los conocimientos sobre las distintas formas de preparar recetas de jugos prensados, batidos, zumos de frutas y de verduras sanos y saludables, leches de frutos secos... Recetas indispensables para comenzar o seguir una dieta alcalina.

El contenido de este libro te servirá de guía para iniciarte en el crudiveganismo, con los conocimientos básicos, pero con independencia a que desees aplicarlos en tu vida plenamente o solo buscas aportar pequeñas modificaciones temporales o cambios de algunos hábitos en tu dieta para mejorar tu estado de salud.

A continuación te expongo algunos de los beneficios o ventajas de la dieta alcalina que conviene tener en cuenta:

- Mejoría del sistema inmunológico.
- Desintoxicación del organismo y depuración de la sangre.
- Ayuda a prevenir el cáncer y otro tipo de enfermedades mayores; es adelgazante, revitalizante, tonificante, brinda vitalidad y bienestar. Y todo depende de ti...

Tuve el placer de conocer la tendencia crudivegana durante un curso de reflexología. Coincidió con una época personal en la que sentía la necesidad de mejorar mi calidad de vida y la de la gente de mi alrededor. Por esta razón empecé a leer los libros de Victoria Boutenco, del doctor Edward Howell, Ann Wigmore, el doctor Robert Young y Gitta Lénárt. Estos autores escribieron cuatro estupendos libros sobre la alimentación y comida cruda, y en los cuatro cabe señalar que comparten un objetivo común:

divulgar la información para que todas las personas o la mayoría la tenga a mano. Más adelante hice un curso intensivo de un mes en la Academia de la Comida Cruda en Budapest, donde tuve la oportunidad de adquirir un conocimiento más profundo y espiritual sobre este tipo de alimentación y de las técnicas de la preparación de los alimentos.

En la actualidad hago coaching personalizado con la elaboración de dietas alcalinas (según dieta PH) y diseño menús semanales con cinco comidas diarias, basado en una alimentación crudivegana con verduras ecológicas sin gluten, sin huevos ni lácteos.

¿Qué beneficios te aporta comer alimentos crudos? El más importante es que conservan el 100 por 100 de la energía y el poder de todas sus propiedades a diferencia de los alimentos cocinados. Al ingerir las verduras y frutas en estado crudo, aprovechamos absolutamente todos y cada uno de sus nutrientes. Las investigaciones en general demuestran que durante la cocción se puede perder hasta un 70% de las vitaminas y las enzimas, tan necesarias para nuestro organismo. Otro de los beneficios de la comida cruda frente a la elaborada es que posee una capacidad de saciedad con la mitad de cantidad que si consumes los alimentos habituales. Personalmente, puedo afirmar que nunca tuve tanta energía como tengo ahora, mi peso es ideal, incluso mi necesidad de dormir se ha reducido a 6 horas y me despierto con vitalidad.

Espero que te quieras tanto, que no solo te sirva leer el libro solo para coger las riendas de tu salud, sino que te pongas manos a la obra y lleves a cabo realmente el cambio.

Encontrarás más información en mi blog www.despensasana.es.

Con cariño:
Jenny Ildiko Komlos

Introducción

Cada uno de nosotros nacemos para tener y disfrutar de una larga y saludable vida, y esto es lo que esperamos. La naturaleza nos proporciona todas las condiciones para poder conseguirlo.

«Durante más de 60 años he estudiado organismos vivos y ello me ha convencido de que nuestro cuerpo es mucho más perfecto que el listado de las enfermedades que nos pueden sobrevenir. La discapacidad de nuestro organismo no está causada por causas o taras de nacimiento, sino del abuso de nuestro organismo.»

Albert Szent-Györgyi
(Premio Nobel de Fisiología y Medicina, descubridor de la vitamina C en 1937)

Lo que no es en absoluto ley de vida es que con la edad aparezcan determinadas enfermedades. La aparición de estas enfermedades no es causada solo por los años pasados y vividos, sino porque los años «han pasado mal», es decir, sobre todo porque hemos tenido una dieta inadecuada. Nuestro sistema digestivo, tanto desde el punto de vista fisiológico como anatómico, está preparado para que absorbamos los alimentos de la manera más natural y sencilla posible. Si no es así, solo es una cuestión de tiempo que el equilibrio ácido-básico del organismo desaparezca o se altere, y cuando nuestro ya no es capaz de defenderse de las agresiones continuas de los efectos patológicos es cuando aparece alguna enfermedad.

Envejecer manteniendo un estado joven y de vitalidad es uno de los objetivos y deseos más «naturales» de todos nosotros. ¡Pero conseguirlo solo depende de nosotros! Si somos capaces de integrar en nuestra alimentación los tesoros que nos ofrece la naturaleza, todos los alimentos y los productos ricos en vitaminas, en minerales, en enzimas, así como verduras frescas, frutas y germinados, entonces podremos lograr fácilmente el objetivo.

El cambio a la alimentación sana no es fácil. Constantemente leemos muchos artículos y libros, vemos preciosas fotografías de comida cruda que nos gustaría probar, de un modo u otro, pero, a pesar de nuestro deseo, nunca llegamos a ponernos en marcha... ¿Cómo vamos a empezar? ¿Verdad que os resulta familiar?

Cada fruta y verdura representa algún remedio beneficioso y terapéutico que se puede utilizar para nuestro organismo. En las siguientes páginas encontrarás indicaciones que se adaptarán a tus necesidades, sobre las verduras, plantas o frutas que debes utilizar para prepararte el zumo fresco o bebida que tu cuerpo necesita.

En este libro detallo la importancia excepcional de los batidos verdes. Victoria Boutenco, en su obra *La revolución verde. El extraordinario poder revitalizante y curativo de los batidos verdes,* nos describe pormenorizadamente cómo ha descubierto aquellas bebidas fantásticas y por qué deberíamos incluirlas en nuestra alimentación y consumir más alimentos de hojas verdes. Un resumen teórico de los principios y una tabla con las sustancias o nutrientes son suficientes para validar su principio: las hojas verdes son las partes más sanas de las verduras ecológicas, las cuales hasta ahora estuvieron desechadas injustamente, incluso las hojas de zanahoria, remolacha y rábano las tiramos a la basura, si bien que el contenido de las substancias alimenticias son de gran importancia. En este libro me gustaría proporcionar un poco de ayuda práctica al querido y estimado lector, mentalizarlo de que el elemento principal y constituyente de la verdura vale la pena utilizarlo y de qué manera preparar el batido verde para que no sea únicamente nutritivo y saludable, sino sea sabroso al mismo tiempo.

Aprovecho esta introducción para comentarte que soy consciente de que llegar a la salud perfecta, únicamente con comida sana o una dieta a base de bebidas alcalinizantes, no es posible sin determinados hábitos y rutinas. En este caso tanta importancia tiene el ejercicio físico como el equilibrio del alma. En el mundo antiguo no había medios de transporte, y la comida se tenía que conseguir por medio del constante esfuerzo físico. En la actualidad en nuestro cómodo mundo en la vida diaria, necesitamos hacer menos ejercicio, y por esto nos hemos inventado hacer deporte. El ejercicio físico cotidiano hecho al aire libre contribuye a la desintoxicación, fortalece los huesos y alcaliniza el organismo.

Si te alimentas de forma correcta y adecuada, haces ejercicio físico y sabes que tu estado de salud depende también de cómo vives los acontecimientos que pasan alrededor tuyo, estás en la dirección correcta. O sea: si eres capaz de llevar las riendas de tu vida y afrontar tus problemas, entonces tu vida continuará sin graves consecuencias para tu salud. Pero si en tu día a día llevas o tienes algún trauma y lo sientes como un pesar en el corazón que no te permite olvidar y vivir cada día con nuevas expectativas, aquello puede ser capaz de enfermarte. Y entonces alimentarte de comida «viva» será inútil, tanto como hacer ejercicio físico al aire libre: no serás capaz de restablecer el equilibrio total hasta que no aprendas a «relajarte» y vivir tranquilo.

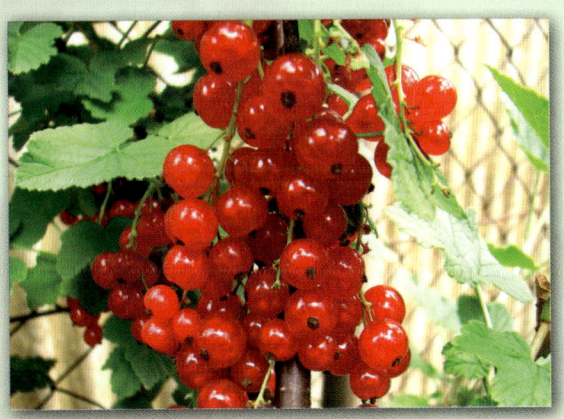

La importancia de las enzimas

Es curioso que cualquier detergente o producto de limpieza de nuestra casa tenga más enzimas que una de las comidas que vemos en nuestro plato a diario.

Las *enzimas* son aquellas pequeñas albúminas que representan la vida. Sin enzimas no hay vida, pues están presentes en cada organismo vivo. Como cualquier albúmina, las enzimas también empiezan a desnaturalizarse en condiciones superiores a 43° C, por lo que es fácilmente deducible que la comida natural o cruda tiene enzimas «vivas» y esto es beneficioso para el organismo. ¿Por qué es importante que nuestra alimentación contenga más comida cruda, es decir, más enzimas? Porque las enzimas ayudan a disolver y absorber las sustancias alimentarias o nutrientes por nuestro organismo. Incluso durante la digestión nuestro propio organismo se asegura la producción de las enzimas digestivas. A la vez cada vegetal crudo contiene las enzimas que son necesarias por su disgregación. Si a nuestros alimentos los sometemos a temperaturas superiores de 43°C, la comida ingerida contendrá menos sustancias alimenticias para sacar provecho de ellas y en este caso es nuestro organismo quien tiene que producir las enzimas necesarias para su digestión.

El doctor Edward Howell, investigador pionero sobre las enzimas, en su libro *Enzyme Nutrition,* ha demostrado con experimentos que la cantidad de enzimas que poseemos cuando nacemos son limitadas, y, si nuestra alimentación carece de ellas, las reservas se agotan antes de tiempo, y nuestro organismo no será capaz de enfrentarse a las enfermedades. La mejor manera para conservar nuestra salud es ingiriendo la mayor cantidad de vegetales en estado crudo, para asegurarnos el paso del tiempo.

Los científicos han podido identificar varios centenares de enzimas y la función de cada una de ellas, aunque las hay con funciones vitales y otras de importancia menor. Cuando empieza a haber una carencia de enzimas, el organismo prioriza las tareas esenciales y las funciones secundarias ya no las puede abastecer. Por eso podemos considerar la aparición de las canas en el pelo el primer signo de carencia potencial de enzimas, porque la función de pigmentar el pelo ocupa casi el último lugar del rango de importancia. **(Con ingestión de batidos verdes y jugo de pasto de trigo, en algunos casos este proceso se puede volver a recuperar.)**

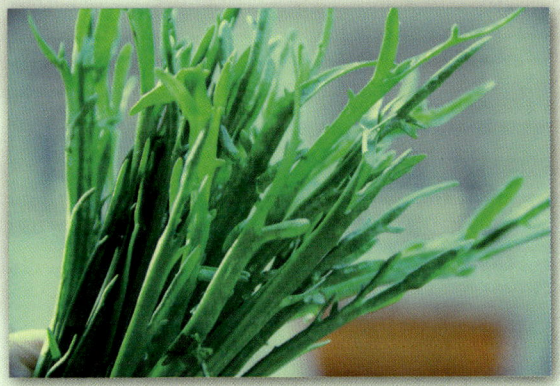

La importancia de los zumos frescos en nuestra alimentación

Podemos fortalecer nuestro sistema inmune con el consumo diario de zumo de verduras o de frutas recién preparadas, pues así ayudamos a nuestro organismo en el constante esfuerzo de autocuración y regeneración. Volvemos a ser más resistentes e inmunes contra las infecciones, por lo que las enfermedades crónicas tendrán menos probabilidad de aparecer y desarrollarse.

Preparar comida es un acto creativo, como si se tratara de hacer una obra de arte. Y esto es particularmente cierto en el caso de los alimentos vivos «crudos». Desde el aprovisionamiento a la preparación cuidadosa, desde la mezcla de sabores hasta la presentación en el plato se necesita una intuición especial. En las recetas es importante supervisar tanto el tipo de ingredientes necesarios como el peso de cada uno de ellos. Una lechuga puede ser grande o pequeña; una bonita manzana puede ser dulce y puede ser amarga; algunas veces un kilo de pepino contiene más líquido y otras veces menos; por tanto, tendremos que ajustar nuestra receta a estas variables. También es lógico y normal que preparemos , lo sé por experiencia, los menús coloridos, aromáticos, compuestos de varios platos, al ser más elaborados, durante los fines de semana. Muy a menudo en la rutina del día a día no nos queda tiempo para preparar comidas vivas variadas. En las cafeterías y los bares la oferta de comida fresca y viva es muy pequeña, hay muy poca variedad de ensaladas y, cuando pasan algunos días, podemos empezar a aburrirnos.

Pero hemos de mentalizarnos de que preparar comida viva puede ser también muy sencillo y nada elaborado con la mayor sencillez y mínimos ingredientes; limpiar y trocear un pimiento, un pepino y remolacha y comerlo puede estar genial. A veces el problema es otro, mucha gente no come verduras frescas, porque es más difícil de masticar. Una zanahoria no se funde en la boca como una pasta fresca cocida. Nuestra dentadura, cuando ha de masticar, ha de hacer un gran gasto energético y a veces es muy superior el que necesita un trozo de zanahoria al de una crema de verduras elaborada. Por ejemplo, del betacaroteno consumido que contiene la zanahoria cruda solo podemos utilizar un 1%, porque las importantes substancias alimenticias están dentro de las fibras. Si, por el contrario, la membrana celular se llega a romper mientras exprimimos el jugo de la zanahoria, entonces de esta forma el contenido de betacaroteno lo podemos incorporar en nuestro organismo casi al 100% (Charmaine Yabsley en su libro *Miracle juices*).

Las bebidas vivas constituyen un cambio ultrarrevolucionario en los hábitos diarios de cualquier persona. Su preparación, tanto de batidos como de zumos filtrados, es rápida y fácil, y los cambios de cantidades no conllevan ningún riesgo. La bebida siempre estará deliciosa y sus nutrientes se aprovecharán de forma óptima, y en consecuencia serán absorbidos muy rápidamente por el organismo, llegando en poco tiempo a las células y constituyendo una fuente de energía natural.

De cualquier forma, incito al lector a que en el futuro coma ensaladas, germinados, verduras troceadas finamente, y que mastique bien cada bocado. Pero en vez de comer en grandes cantidades las hojas verdes, o los valiosos tubérculos vegetales propongo una cosa más sencilla: beberlos. Se prepara con sencillez y se consume mucho más fácilmente tanto un batido espeso, un zumo filtrado, o cualquier otra clase de bebida, sea cual sea su textura.

¿Cuánto tiempo se mantienen los zumos frescos? Siempre sugiero que después de la preparación el zumo sea consumido a la mayor brevedad posible, porque es en este momento cuando contiene más vitaminas, enzimas y aporte energético. Si lo metemos inmediatamente en la nevera, se puede guardar hasta un día, pero no es aconsejable.

Pérdida de peso con zumos frescos

Además de los efectos beneficiosos para la salud, se puede mencionar, y este dato es sumamente importante, que si una persona aumenta el consumo de zumos frescos en su alimentación, en un porcentaje mayor que el de los alimentos convencionales sólidos, se puede alcanzar una pérdida de peso considerable. Además, con un plus añadido: sin pasar hambre. Y hemos de aclarar que esto no es una dieta, ya que no privamos de ningún nutriente a nuestro organismo. La continua ingesta de sustancias alimenticias frescas incide en varias direcciones: nuestras células reciben todo lo necesario para un rendimiento óptimo, así que tendremos menos hambre, porque las enzimas nos provocan un efecto de saciedad, y nos sentiremos llenos de energía y de vitalidad. Los kilos, poco a poco, empezarán a fundirse y el resultado será a largo plazo. Si consumes los zumos frescos, no únicamente como forma de cura, sino que los incorporas de forma progresiva en tus hábitos de alimentación, entonces, pasado un tiempo, alcanzarás tu peso ideal, y lo mantendrás todo el tiempo que utilices los zumos como parte de tu régimen alimenticio.

Si consumes los zumos principalmente para ayudar a perder peso, entonces intenta evitar las bebidas que contengan frutas dulces y prepáralos con poca frecuencia; pero intenta consumir en general más zumos de verduras y batidos verdes tipo *smoothie!* Trata de beber más de medio litro de batido verde al menos tres veces al día; y, si no es así, intenta sustituir una comida principal por un batido verde.

Alimentos ecológicos o no ecológicos

Como resultado de la utilización de fertilizantes nitrogenados las plantas contienen un nivel muy alto de nitrato. Las plantas de hojas verdes tales como las espinacas, las acelgas o las zanahorias son particularmente propensas a la acumulación de nitratos. Si el nitrito formado por el nitrato entra en la corriente sanguínea, se destruye la hemoglobina, que es responsable de transportar el oxígeno a las células, y estas serán incapaces de llevar a cabo la función de limpieza y oxigenación de la sangre. Puede ocurrir una hipoxia severa, que es especialmente peligrosa para los bebés, incluso puede ser mortalmente peligrosa. (En las etiquetas de los alimentos preparados y envueltos son legibles el nitrito de sodio [E250] y el nitrato de sodio [E251], pero en las ensaladas verdísimas expuestas en las estanterías de los supermercados, por desgracia, no se puede ver.) Leamos todas las etiquetas e informémonos de la procedencia de cada uno de los alimentos verdes que consumimos.

Las proteínas, cuando reaccionan con los nitritos, pueden llegar a originar nitrosaminas, que son unas sustancias carcinógenas. Las investigaciones han demostrado que las nitrosaminas causan cambios bioquímicos o mutaciones en las células (pueden hasta dañar el ADN), por lo que, en consecuencia, será muy eficaz tomar verduras o alimentos ricos en vitaminas C y E, pues inhiben la formación de nitrosaminas.

Las frutas y las verduras procedentes del cultivo ecológico contienen mucho menos nitrato (casi podría decirse que cero) que sus compañeros producidos tradicionalmente. Por ello se debe prestar atención a la procedencia de las materias primas, y de encontrar un sitio donde no utilizan fertilizantes nitrógenos durante su cultivo. Si en nuestra dieta diaria tienen mucha presencia las hojas verdes, como, por ejemplo, en el batido verde, entonces es muy importante que los ingredientes, frutas u hojas verdes sean, preferentemente, de cultivo ecológico.

En las frutas y verduras de cultivo convencional o común (el que se lleva a cabo en las últimas décadas debido a la industrialización y comercialización a gran escala) se pueden encontrar diferentes tipos de contaminación en los alimentos, debido a las sustancias y productos que se les añade para su conservación y desarrollo (pesticidas, insecticidas y fungicidas) que, si se acumulan en nuestro organismo, pueden llegar a producir importantes consecuencias en nuestra salud. En el circuito comercial se pueden comprar unos productos de componentes naturales, que sirven para lavar las frutas y las verduras, y son capaces de neutralizar los residuos químicos. Si usamos estos, no tendremos que estar preocupados por la pureza de nuestra comida cruda. Por desgracia, los productos químicos absorbidos (una vez dentro de las plantas) no podemos lavarlos ni eliminarlos, por lo que trataremos de reducir al mínimo el consumo de aquellas plantas, frutas y verduras más expuestos a dichas sustancias.

¿Por qué agricultura ecológica védica?

La agricultura ecológica védica en la actualidad va más allá de los estándares más rigurosos existentes para los alimentos ecológicos puros. Al utilizar las antiguas tecnologías de la agricultura védica recientemente restablecidas gracias al yogi Maharishi, los agricultores experimentan estados superiores de consciencia y viven en armonía con la Ley Natural Total, creando un entorno saludable para que el agricultor cultive una gran abundancia de alimentos nutritivos y puros.

Gracias a la investigación del cultivo de la agricultura védica, se ha encontrado que todo el proceso de la planta, en cada una de las etapas de crecimiento y desarrollo, desde la semilla hasta convertirse en hojas, flores y frutas, se beneficia enormemente en el proceso de nutrición gracias a las adecuadas influencias estacionales del Sol, la Luna, los planetas y las estrellas, y de un aumento en las calidades de armonía y *equilibrio en el medio ambiente.* Esto está ahora perfectamente establecido a través de la investigación científica en el mundo entero.

La agricultura ecológica védica tiene como objeto resolver la crisis agrícola actual al extender las prácticas loables de la agricultura ecológica para que abarquen la gama completa de la vida, donde la cualidad de la consciencia del agricultor y su relación sutil con sus cultivos y el medio ambiente se tiene muy en cuenta. La vida es holística. Se debe tomar en consideración la gama completa de la vida en todas las actividades.

Este reconocimiento de los principios más profundos e integrales que deben ser introducidos en la agricultura asegurará que nuestro suministro alimentario sea fiable, sostenible y de la más alta calidad. Estos nuevos principios producirán la mejor calidad de alimentos ecológicos mientras que mantengan una calidad de vida alta para el agricultor.

La agricultura biodinámica

La *agricultura biodinámica* es un tipo de agricultura ecológica que hace hincapié en el equilibrio de su desarrollo integral y la interrelación de suelos, plantas y animales como un sistema de autonutrición, sin intervención externa en la medida de lo posible, teniendo en cuenta la pérdida de nutrientes debido a la salida de los alimentos fuera de la finca.

Como en otras formas de agricultura ecológica, se evitan todo tipo de fertilizantes artificiales y pesticidas y herbicidas tóxicos.

La agricultura biodinámica se diferencia de otros tipos de agricultura ecológica en el uso de preparados vegetales y minerales como aditivos de compost y aerosoles para el terreno, así como el uso de un calendario de siembra basado en el movimiento de los astros, y se basa en las teorías de Rudolf Steiner, fundador de la antroposofía*.

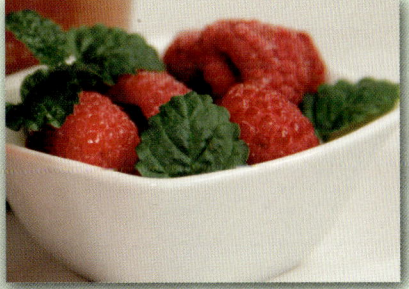

---

* <http://es.wikipedia.org/wiki/Rudolf_Steiner>,
<http://es.wikipedia.org/wiki/Antroposof%C3%ADa>.

Ayuno, ayuno líquido y el ayuno de agua

Uno de los pilares para mantener un buen estado de salud —y una base importante en una alimentación cruda— es el ayuno sistemático. Desde hace muy poco tiempo ha vuelto a estar de moda, y cada vez se editan más libros y se publican artículos e investigaciones sobre los efectos beneficiosos del ayuno. Pero en relación con los beneficios del ayuno para la prevención de las enfermedades y los tratamientos específicos hemos de comentar que desde la antigüedad han sido muy utilizados y conocidos, ya por los egipcios y más tarde por Hipócrates.

«El ayuno es por decisión propia la suspensión temporal de ingestión de los alimentos sólidos, los cuales, para ser digeridos, requieren un tiempo más largo.»

Esta definición también pone de manifiesto varias cosas importantes: uno, es la libre elección o decisión voluntaria, ya que es la diferencia esencial entre el ayuno (voluntario) y pasar hambre. Los alimentos sólidos requieren un tiempo más largo para ser digeridos; por tanto, quiere decir que se puede tomar líquidos, zumos de hortalizas, infusiones, agua mineral, y este último incluso se debe tomar bastante. Las recetas en el capítulo de «La importancia de los jugos licuados» ayudan a seleccionar aquellos zumos que se pueden tomar durante el ayuno. La «suspensión temporal» de alimentos sólidos se aplica durante el periodo de ayuno. Para los ayunos planificados que tienen una duración de más de tres días, debemos consultar la opinión de un médico, o pedir ayuda a un experto en guía de ayunos.

Nuestro organismo se adapta rápidamente al cambio de circunstancias, por lo que conviene saber que, aunque haya síntomas, no vamos a pasar hambre.

Las fases del ayuno

1ª fase: fase de excitación (1-3º día)

El *estrés* causado por la privación de los alimentos hace ralentizar la circulación sanguínea, la respiración y la digestión. Las reservas de carbohidratos (glucógeno) fácilmente accesibles en el hígado, en los riñones y en la musculatura se convierten en glucosa, así cubren las necesidades energéticas del cuerpo. El suministro energético al organismo durante el primer día proviene en un 80% de los carbohidratos y en un 20% de las grasas. El segundo y tercer día la cantidad de grasa se aumenta a un 40%. La razón de la conmutación de la grasa, ya que las reservas de grasa son mucho más importantes que los carbohidratos, es que nos proporcionan energía.

2ª fase: aumento de lipolisis (desde el 3º-4º día hasta el 7º-9º)

Los días 3-4 el funcionamiento del organismo cambia, y busca otra economía o relación de proporciones: se disminuye la producción de las hormonas de estrés, el latido de corazón se queda acortado, el nivel de azúcar en la sangre y de la presión arterial disminuye, y el funcionamiento del aparato secretor y sus órganos se modifica, de modo que es mucho mayor la actividad de secreción. A partir del tercer día el organismo empieza a consumir y gastar sus reservas de grasa. Sin embargo, la descomposición de la grasa carga el hígado, e induce a aumentar el funcionamiento de los riñones. En la segunda fase el nivel de PH del cuerpo y las células alcalinas descienden. Las células entonces desarrollan un estado de hiperacidez. Una parte de la cantidad en exceso de la acidificación se elimina a través de la piel, y se exhala a través de los pulmones. En el final de la segunda fase por causa de hiperacidez puede ocasionar dolor de cabeza, dolor de musculatura, reumatismo incluso se puede conducir a un estado de debilidad. El organismo puede hacer uso de las reservas o cantidades de minerales de los huesos y también de la existente en los dientes. Por esto es muy importante que durante el ayuno consumamos en cantidad zumos de hortalizas, batidos verdes que contienen muchos minerales de absorción fácil (batido verde filtrado, bebida de Hipócrates o zumo de pasto de trigo). Estas hojas en los zumos no solamente producen un efecto desintoxicante, sino que reducen el nivel de acidificación acumulado durante el ayuno, y se reduce la sensación corporal de síntomas desagradables.

3ª fase: el azúcar se forma a partir de las grasas (a partir del día 7º-9º)

El cuerpo se adapta poco a poco al estado de los requerimientos provocados por el ayuno. Su estado se hace estable tan pronto, debido a la descomposición de la grasa, pues se forman unos cuerpos cetonas, los cuales adhieren a la circulación de energías. Los cuerpos cetonas salen del hígado y se transportan a través del riego sanguíneo, llegan a las partes distintas del organismo como glucosa, y participan en la producción de energía.

Durante los primeros 14-20 días no hay pérdidas significativas de proteína. Tal vez por esta razón es muy raro que se realice un ayuno de más de 21 días.

La composición y el diseño de la dieta para los días anteriores y posteriores al ayuno es esencial, y es necesario dedicarle el mismo tiempo o más a dicha tarea. Para el ayuno de una semana es necesario hacer una preparación previa de 3-4 días, y el mismo tiempo se necesita para el posayuno. En el periodo precedente del ayuno nos reducimos gradualmente las cantidades, y después en la dieta reconstructiva, finalizado el ayuno, vamos aumentando poco a poco hasta volver a nuestra dieta habitual de antes.

El objetivo de la dieta precedente del ayuno da importancia a la sistematización, enfatizando la importancia de las cinco comidas diarias. Por tanto, el nivel de glucosa en la sangre se mantiene constante, por lo que la sensación de hambre aparece mucho menos desarrollada. La dieta preayuno es importante, porque se prepara el cuerpo para los días del ayuno, en que no va a haber una alimentación sólida y se producirá una desintoxicación. Cumpliendo las pautas podemos evitar los posibles efectos secundarios del ayuno como dolor de cabeza, mareo y, por supuesto, no pasar hambre. Durante la dieta preayuno progresivamente bajamos la cantidad consumida de alimentos de origen animal, e incrementamos las de origen vegetal. El alto contenido de fibras, vitaminas y clorofila en las frutas, ensaladas y verduras comienza a preparar al organismo para los días que van a llegar.

Durante los días posteriores al ayuno es muy importante introducir líquidos, pero lo es más la separación de tiempo que hay entre el consumo de líquidos y sólidos. ¡Beba mucho líquido, pero siempre entre las comidas, y no durante la comida! Siga tomando una cantidad importante de agua, infusiones o zumos diluidos. La composición de la dieta después del ayuno debe contener muchas frutas frescas, verduras u ortos alimentos crudos, naturalmente incrementando la dosis de forma progresiva. Después de un periodo de ayuno es mucho más fácil hacer el paso y cambiar a una alimentación cruda. En este caso el cuerpo es más susceptible de aceptar a una dieta vegetariana, especialmente la de comida cruda rica en enzimas y alimentos vivos. Es entonces cuando muchas personas no vuelven a los hábitos precedentes del ayuno, y es mucho más fácil dejar de tomar el café, dejar de fumar o abandonar el consumo de carne. Esta necesidad la formula tu propio organismo; si después del ayuno no la deseas, entonces escucha las señales de tu cuerpo y no vuelvas a consumir esos alimentos «solo» por costumbre.

¡Importante! Cualquier persona enferma, o que esté tomando medicación o tenga algunas molestias, es recomendable que no empiece el ayuno por sí mismo sin ayuda de un especialista, porque no sabrán interpretar de forma correcta las reacciones provocadas por el ayuno en su organismo. ¡Por esto siempre es aconsejable pedir la opinión y el control de un médico!

Beneficios del ayuno:

- Favorece el proceso de curación de enfermedades o afecciones específicas.

- Aumenta la destrucción de las células disfuncionales y las elimina.
- Estimula los procesos metabólicos, la secreción de las sustancias nocivas absorbidas desde el exterior, así como la eliminación de los productos finales procedentes de la oxidación.
- Acelera el efecto de eliminación de los nutrientes ingeridos en exceso (grasas y proteínas), vitaminas, minerales u otras materias primas.

Ante qué enfermedades o sintomatología es beneficioso el ayuno:

- Enfermedades infecciosas repetitivas, inflamaciones.
- Trastornos inmunológicos.
- Enfermedades cardiovasculares.
- Enfermedades del tracto digestivo.
- Problemas biliares o hepáticos.
- Trastornos del metabolismo, tales como la hipertensión, arteriosclerosis, un alto nivel de lípidos en la sangre, diabetes, gota, hígado graso.
- Enfermedades reumatológicas o artritis.
- Problemas respiratorios (alergias, asma, bronquitis crónica).
- Enfermedades de la piel.
- Tratamiento de la celulitis.
- Regeneración –principalmente en caso de fatiga, fallos de memoria y descenso de rendimiento.
- Prevención.

Ante qué casos no es recomendable o beneficioso el ayuno

- Tuberculosis.
- Tumores malignos (¡especialmente con cuadro patológico asociado con pérdida de peso!).
- Cirrosis.
- Insuficiencia renal.
- Un alto nivel de cansancio mental o físico.
- Durante un periodo de estrés muy intenso.

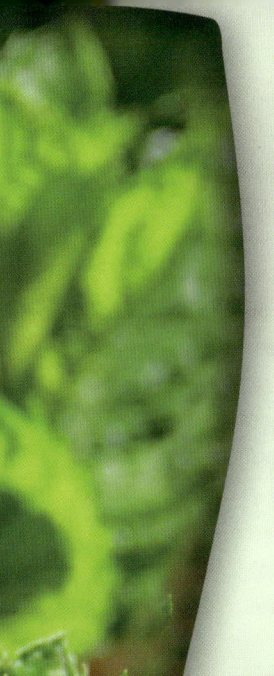

- Hipertiroidismo.
- El embarazo o la lactancia.

Las formas del ayuno

- El *clásico ayuno líquido.* Consiste en la renuncia (importante saber que es voluntaria) de los alimentos sólidos, mientras que el cuerpo recibe líquidos en abundancia (en caso del ayuno de agua solo se puede beber agua limpia, en caso de ayuno de jugos a parte del agua se puede tomar infusiones, sopas de verduras, verduras o frutas licuadas).
- El *ayuno seco* supone la renuncia de toda clase de comida, incluidos los alimentos líquidos (sopas, frutas licuadas, cremas de cereales y suero de leche también).
- El *ayuno combinado* es la alternancia de los días de ayuno clásico y ayuno seco.

Por supuesto, hay variantes en los ayunos, de tal forma que pueden adaptarse al organismo de cada persona para facilitar las reacciones causadas por el ayuno, mientras ayudan durante el proceso intensivo de la desintoxicación; por ejemplo, el ayuno con el suero de leche o la cura de Mayr. El ayuno más común es el primero de la lista que aparece con anterioridad: *el clásico ayuno líquido.* Desde mi punto de vista es el más adecuado. Un ayuno líquido bien compaginado con el mundo de los sabores, no es solamente saludable, sino incluso puede ser agradable.

El ayuno sistemático forma parte de un estilo de vida saludable y como es un ayuno de curación se puede combinar con otros métodos de desintoxicación. Pero la cura solo puede dar resultados a largo plazo, si está combinado con tratamientos complejos (como ayuno, ejercicio, dietas especiales y la combinación de curas desintoxicantes).

¿Batido o licuado?

Se pueden preparar básicamente dos clases de bebidas de las verduras frescas: un batido espeso con la batidora o un licuado, hecho con licuadora.

El **batido con la batidora** (hoy en día se escucha a menudo su equivalencia en inglés, *smoothie*) es una bebida espesa, deliciosa, en la cual se conservan todas las partes importantes de los ingredientes (las fibras vegetales y el zumo). Las frutas y las verduras en la batidora se diluyen con un poco de agua, y el resultado es una sustancia pulposa, una comida de valor integral, en la cual se puede encontrar las enzimas y las vitaminas, además de las fibras.

En caso de los **licuados** (o jugo filtrado) la licuadora separa las fibras vegetales del jugo. De esta manera, el jugo procesado contiene todas las sustancias alimenticias que necesitamos. Los licuados no contienen fibras vegetales.

El lector puede hacer la pregunta: ¿cuál es más saludable, el batido espeso o el licuado? La respuesta es sencilla: las dos son saludables. En una nutrición equilibrada y adecuada las dos maneras forman parte de la misma y ambas tienen sus ventajas.

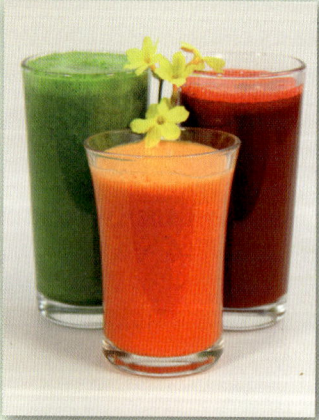

Los batidos son una comida de valor integral, que se puede tomar como plato principal. A todas aquellas personas que no desean cambiar su dieta por una nueva es lo que les aconsejo. Todo lo que tienen que hacer es beber un vaso de batido de frutas o de verduras diariamente. Si la composición de estos batidos es correcta (ver capítulo «Batidos verdes»), entonces ya contiene suficientes vitaminas, proteínas y minerales recomendados diariamente, y con esto es suficiente para fortalecer el sistema inmunológico y mantener la salud. Esto tendrá especial importancia en caso de que alguien no esté consumiendo fibras vegetales en cantidad mínima o insuficiente. Las fibras vegetales insolubles forman una especie de escoba, y hacen un barrido del tracto digestivo, atrapando el colesterol, y, por tanto, reducen la concentración en la sangre de este, y favorecen la digestión. Es muy importante tener en cuenta que el consumo mínimo recomendado de fibras vegetales reduce la probabilidad de algunas enfermedades cancerígenas.

Utilizando los licuados podemos introducir en nuestro cuerpo una gran cantidad de nutrientes valiosos, sin que carguemos excesivamente de fibras vegetales a nuestro aparato digestivo. Los nutrientes beneficiosos de los licuados se absorben casi de inmediato. Si parte de nuestra alimentación o dieta incluye alimentos con muchas frutas y verduras frescas, y los batidos forman parte de nuestras dietas habituales, entonces consumimos la cantidad necesaria y apropiada de fibras. La pregunta que surge es: ¿son necesarias las fibras o no?

Sí, las fibras las necesitamos, pero una cantidad excesiva causa un estado de saciedad y plenitud excesiva que quizá no sea el que deseemos ni el aconsejable. Por ejemplo, si necesitamos las vitaminas y las enzimas que contienen 3 kg de zanahoria, será mucho más fácil y efectivo beber su licuado, que tener que comer tanta cantidad de zanahoria o tomar el batido.

Durante una cura de limpieza solo podemos tomar jugos filtrados o licuados.

Dieta 100% vegana y cruda (en inglés *raw food*)

Solo puedo animar a todo el mundo a la conversión total a una dieta vegana y cruda, aunque solo se haga durante algunos meses. Por tanto, cualquier persona puede experimentar su efecto purificante, regenerante y potenciar su sistema inmunológico. Pero también sé que en este entorno de civilización, en el mundo de los alimentos cocinados, no es una tarea fácil.

Conozco a algunas personas que empezaron con mucho entusiasmo con la alimentación cruda. Decidieron ser crudiveganos al 100%, que dejaron de lado los fogones y cambi000aron su alimentación de un día para otro. Tras el impulso inicial llegaron los días en que es necesario una rutina y esfuerzo permanente, las tentaciones, las vacaciones, las fiestas, las invitaciones y seguir comiendo crudo en estas ocasiones demanda un esfuerzo adicional; por eso es más difícil de lo que parece. Volvieron decepcionados a la alimentación cocinada-mixta, y concluyeron afirmando: «El crudiveganismo no es para nosotros». Lo que les pasó únicamente es que no encontraron el equilibrio adecuado para sus necesidades entre los alimentos cocinados y crudos. En este caso es una lástima que la experiencia de comer crudo lo vivieran como un fracaso, en lugar de aprovechar las oportunidades ofrecidas por la naturaleza a través de los alimentos naturales.

Tal vez suceda que una dieta vegana y cruda al 100% es más sana, pero esto solo es cierto si no supone o conlleva una renuncia o una violación de nuestros sentidos; es una aventura divertida, en la que sentimos diariamente un bienestar, y los efectos benéficos para nuestro organismo. Una dieta cruda en un 60-70% nos puede proporcionar resultados apreciables y no tenemos que renunciar a nuestros platos favoritos cocinados. Buen ejemplo de ello es mi hija adolescente, quien para desayunar y cenar consume comida cruda en casa, y en el almuerzo come cocinado, un plato tradicional hecho de productos ecológicos. Lo disfruta muchísimo y al principio hizo el siguiente comentario: «Desde que tengo una dieta sana, tengo más energía y en la clase soy la primera en resolver los ejercicios de matemáticas».

¿Carencia de nutrientes?

Los alimentos crudos contienen todos los nutrientes que nuestro cuerpo necesita. Sin embargo, hay una cosa que tenemos que mencionar: en una alimentación de vegetarianismo total (es decir, vegano) puede parecer la falta de la vitamina B_{12}. Puesto que este síntoma es bastante grave, incluso puede tener un resultado fatal, hay que tenerlo en cuenta. Observémonos a nosotros mismos con regularidad (en los análisis de laboratorios hay que pedir expresamente) y si, a pesar de esto, disminuye el nivel de la vitamina B_{12} en nuestro organismo, entonces nos podemos tomar unos suplementos nutricionales para mejorar la situación.

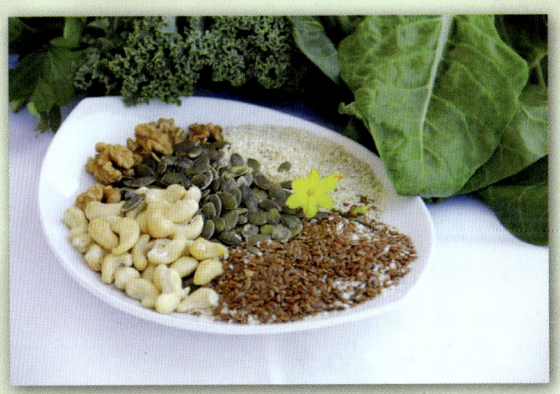

Ingredientes
Las materias primas

Las frutas

Los zumos más exquisitos se preparan a base de frutas. Son dulces y refrescantes. Pero hay diferencia entre unas frutas y otras. De las frutas jugosas (como naranja, manzana y mandarina) la mejor manera de obtener el jugo es con la licuadora. Las frutas menos jugosas (como el plátano) se ponen en la túrmix con un poco de agua, y preparamos de esta manera exquisitos zumos.

Un factor importante en la preparación de batidos es la limpieza de las piezas de fruta, las verduras o cualquier otro ingrediente. Hemos de cuidar de la limpieza y la higiene de las frutas, así como de la extracción de las pepitas cuando sea necesario. Si no estamos seguros del origen de la fruta, quitémosle la piel por razones de seguridad.

Otro punto interesante a tener en cuenta es el de la asociación de alimentos o mezclas. Podemos tomar las frutas solas preferentemente, o mezclarlas con hojas verdes. A veces surgen sabores especiales de mezclas que parecían imposibles. Pero es conveniente evitar el consumo diario de estas mezclas o jugos.

La única excepción es la manzana. La manzana es un alimento completísimo y con una diversidad de utilidades increíble: lo mismo puede mezclarse con verduras, frutos secos o incluso con cereales. Si no estás seguro, pruébalo, y si no te causa problemas digestivos, entonces consúmelo.

Las hojas verdes

La hoja verde es la única en la Tierra capaz de transformar las materias inorgánicas del suelo, gracias a la luz solar, agua y dióxido de carbono, en materiales orgánicos. Esto se produce gracias a la fotosíntesis, que se produce con la ayuda de este hermoso material de color verde, la clorofila. La hoja verde es la clave entre el material orgánico y el inorgánico. **Se contienen estos valiosos minerales atadas de tal manera, que para nuestro organismo sea de forma aprovechable.**

El jugo extraído de las hojas verdes es una de las fuentes más valiosas y potentes de proteínas y de vitaminas. El consumo o ingesta en solitario de las hojas verdes no es aconsejable, ya que es un sabor demasiado fuerte, pero sí es recomendable mezclar el jugo de hojas verdes con frutas dulces u otras verduras, que constituye una fuente inagotable de mezclas, colores y sabores. Pero el lector podrá descubrirlo por sí mismo en el capítulo de «Batidos verdes», así como obtener una información más amplia sobre la importancia de las hojas verdes.

Las verduras

Tal vez en caso de las verduras es aún más interesante hablar de los zumos. Son muchas las personas a quienes no les gusta comer verduras (pensemos en el brócoli) y sobre todo en crudo. Y si consideramos que las verduras tienen sus valiosas sustancias alimenticias encerradas dentro de las paredes de sus células, con más razón es preferible preparar un batido en la batidora o en la licuadora presente en muchos hogares. Por un lado, se puede mezclar con más verduras, o eventualmente con manzana, cuya fórmula y sabor es delicioso. Por otro lado, rompiendo las paredes de las células nuestro organismo aprovecha aún más las sustancias valiosas.

Nueces y frutos secos

Las nueces y los frutos secos no tienen por qué ser necesariamente componentes de los jugos. Sin embargo, de vez en cuando podemos pensar en introducirlos en las ricas recetas que nos hacemos y añadirlos a la lista de los ingredientes. La razón de esto es la siguiente: generalmente, en caso de las sopas los frutos secos pueden añadirle una textura más cremosa, y con esto lograremos hacer nuestro plato aún más exquisito.

Agua pura

Una de las materias primas más importante e imprescindible de los batidos es el agua pura. Asimismo, tanto como su presencia es esencial la calidad del agua que utilizamos. ¿Por qué usamos agua del grifo sin filtrar? El agua del grifo está tratada con el cloro, contiene muchas impurezas y elementos contaminantes. De todos los minerales presentes en el agua del grifo (materiales inorgánicos), nuestro cuerpo utiliza solo 3-5%, y el resto puede causar depósitos.

Para los batidos de verduras o de frutas se recomienda utilizar agua mineral natural, agua filtrada o agua Pi con bajo contenido de minerales (o infusiones de hierbas hechas con estas aguas).

Especias

En las bebidas son muy raras las ocasiones que utilizamos algún tipo de especias. El sabor y el gusto de las verduras (al no estar cocinadas ni asadas) se mantienen intactos, así que no hay necesidad de resaltar los sabores. A veces podemos usar canela, vainilla o clavo molido, pero en realidad es solo para la fantasía un pequeño toque de cambio. Si puedes conseguirlo variando los ingredientes, las bebidas no van a ser aburridas y no es necesario usar las especias.

Las hierbas frescas pueden hacer verdadera magia con los batidos verdes, pero solo hay que emplear muy poco, para aromatizarlas y aprovechar alguna de las propiedades, pero sin caer en excesos. Por ejemplo, usar unas hojitas de hierbabuena, o menta, entre otras. El uso de algunas especias aparece especificado en el apartado de las recetas.

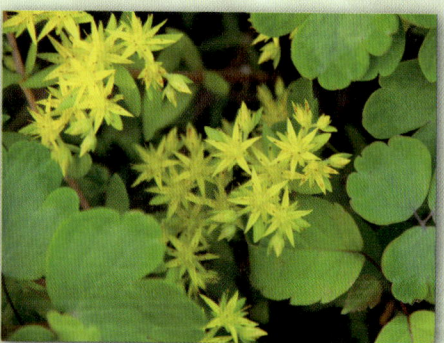

Maquinarias

Para la elaboración de zumos frescos y saludables podemos utilizar varias herramientas o electrodomésticos.

Los batidos se preparan de frutas o de verduras frescas añadiendo un poco de agua. Son ricos en fibras, y tienen un valor nutricional completo, incluso lo podemos tomar como plato principal.

Batidora de vaso (túrmix) - batidora de brazo

Los batidos los podemos preparar con una **túrmix** o una **batidora de brazo.** Los componentes de la túrmix son el pie y el recipiente, donde se encuentran las cuchillas en la parte inferior, que tritura los ingredientes fibrosos en trozos pequeños, en estado casi cremoso. La **batidora de brazo** es un mango, que al final tiene las cuchillas. Este brazo podemos sumergirlo en un recipiente (en general, se vende con una cubeta de mezcla, pero realmente cualquier tipo de cuenco con paredes altas sirve) donde previamente se han echado troceamos las verduras y después de poner en marcha, moviendo arriba y abajo, se trituran los ingredientes hasta un estado pulposo.

La ventaja de la túrmix es que podemos preparar los batidos en el vaso, y no tenemos que sujetar ni utilizar manos, sino que está en la mesa, encendemos, apagamos y está listo. La ventaja del batido de brazo es que podemos trabajar con cualquier recipiente, y ocupa poco espacio. La potencia del batido de brazo suele ser inferior, pues este aparato se inventó para hacer puré de

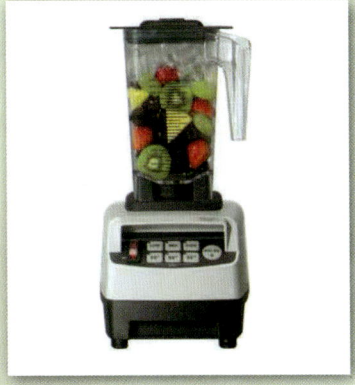
Vitamix, batidora profesional.

verduras cocidas (para papillas), por lo que es posible que no podamos hacer un batido liso, de las verduras crudas. Para cualquier máquina que elijamos la potencia es muy importante. Por lo menos necesitamos una máquina de 750 watios mínimo, para que no solamente podamos utilizarla para frutas, sino que sirva para verduras más duras o triturar semillas. Es importante la fuerza y la resistencia de la máquina y el recipiente en vidrio.

En la túrmix no se puede hacer una masa muy espesa y tampoco podemos dejar encendido durante mucho tiempo. Durante el tiempo que la utilicemos hemos de tener cuidado de que no se caliente en exceso, en cuyo caso a veces se desprende un desagradable olor que significa «Stop». Entonces, se para la túrmix, se espera un rato a que se vuelva a enfriar y después podemos intentarlo de nuevo.

Conseguir una túrmix profesional de alto rendimiento es muy difícil. Lo mejor es la marca americana: Vitamix. Por fortuna, los fabricantes europeos también ofrecen túrmix fiables por unos precios más asequibles.

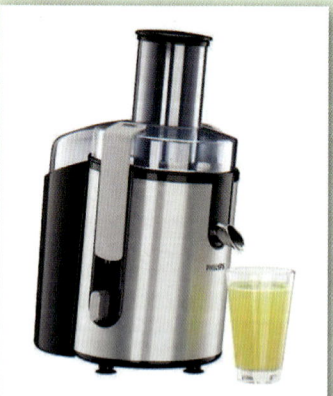

Los licuados (los zumos filtrados) se preparan de verduras o de frutas frescas, sin agua añadida, porque la licuadora separa las partes de fibras vegetales del zumo. Los licuados podemos hacerlos con la licuadora (el extractor de zumos) o en el prensador.

Licuadora. Es importante que la apertura de relleno sea lo más grande posible, pues así el jugo se prepara más rápido.

Licuadora (extractor de zumo) prensador de zumo

La **licuadora** separa, a través de una malla fina, girando a alta velocidad, las partes fibrosas de las verduras y las frutas de su contenido líquido. Según los expertos, durante la extracción las verduras se calientan, y en consecuencia la oxidación se acelera, por lo que hay que tomar el zumo preparado de esta forma lo antes posible. Mi experiencia me hace que me manifieste en contra, pues el calentamiento no es significativo, y lo comento porque hace años que bebo zumos de verduras y frutas preparados con licuadoras. Y es porque no se tarda demasiado tiempo en hacerlo. Y como consumo los zumos en el momento, no puedo opinar sobre los posibles riesgos de oxidación de los nutrientes.

El **prensador de zumo,** por ejemplo, el modelo Green Star se trabaja de manera más óptima. Con 110 revoluciones por minuto genera muy poco calor, así el nivel de conservación de los nutrientes, las vitaminas, lo minerales y las enzimas es óptimo. Así podemos obtener la mejor calidad del jugo recién exprimido de frutas, verduras y vegetales de hoja verde, ricos en elementos importantes como enzimas y fitonutrientes para el cuerpo humano.

El prensador **Green Star,** gracias a su tecnología (Twin Gear) de doble rodillo (la distancia entre los dos rodillos es de 0,1 mm) es capaz de prensar con calidad óptima las hierbas de hoja verde como ortiga, lechuga, espinaca, acelga incluso la más difícil como la de hierba de trigo. Esta mínima distancia entre los rodillos hace posible que la máquina pueda prensar los pequeños granos de sésamo, incluso las pepitas de uva se puede prensar y el aceite es rico en antioxidantes.

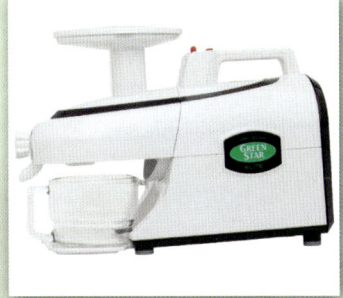
Prensadora de zumo de verduras y fruta (de bajas revoluciones)

Surge la pregunta: ¿qué elijo, y qué máquina es necesario comprar?

No puedo dar consejos exactos, pero a continuación expongo algunas de las consideraciones que vale la pena tener en cuenta:

- El jugo obtenido por el prensador es el más popular y práctico por su alto contenido en sustancia alimenticia y su capacidad de conservación. Gracias a la precisión y avanzada tecnología, el jugo preparado por estas máquinas son de un valor nutricional más alto. Con anterioridad he comentado que el jugo fresco obtenido por el extractor de zumo, hay que tomarlo lo antes posible. Esta es la desventaja del zumo prensado, ya que en el momento del procedimiento empieza la oxidación y los valiosos nutrientes empiezan a degradarse, independientemente de la máquina o marca de máquina prensadora con la que elaboremos.
- **La disponibilidad, la selección y el precio:** mientras que las licuadoras podemos comprarlas en cualquier tienda donde venden pequeños electrodomésticos, hasta el momento las máquinas de prensador o prensadora no son tan fáciles de encontrar. Hay pocas tiendas y más bien en internet se puede encontrar. Uno de ellos: www.despensasana.com o www.vivirdivinamente.com. La oferta de modelos de licuadoras es muy amplia, con muchas opciones, mientras prensadoras de alta tecnología hay muy pocas. Las licuadoras son más asequibles en comparación con un prensador de zumo.
- **Velocidad:** con la licuadora es mucho más rápido obtener el jugo en cantidad, mientras para el prensador necesita un poco más de tiempo.
- **Utilidad:** es con la licuadora con la que podemos obtener los mejores resultados de las frutas o verduras duras. En caso de frutas blandas no trabaja con mucha eficacia, la parte fibrosa apartada contiene todavía una gran cantidad de jugo y se desperdicia y para este tipo de

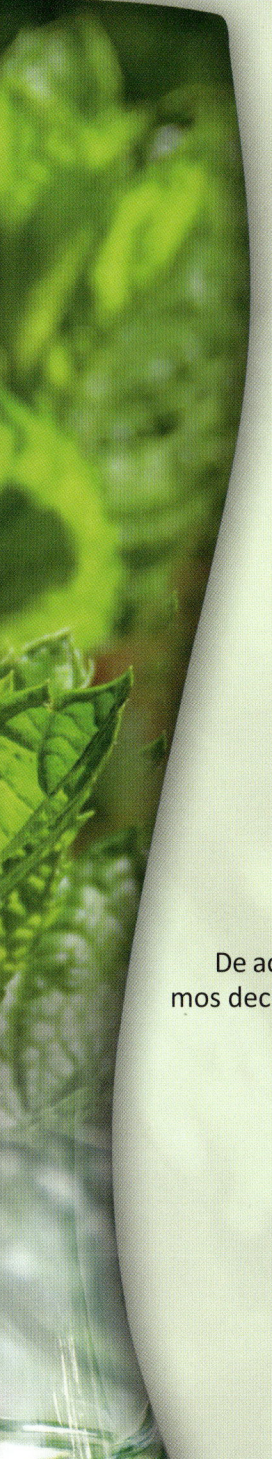

licuados no lo recomiendo. Los germinados, las hojas verdes duras, el pasto de trigo no es aconsejable pasarlos por la licuadora, porque se produce mucho destrozo de los ingredientes y poco aprovechamiento, ya que se saca muy poco jugo. El prensador prepara todo: sea verdura dura o blanda, da el mismo resultado, y hace el jugo con el pasto de trigo o fruta, o verdura o germinados.

– **Más requisitos de utilidad:** hay licuadoras con boca de apertura grande donde se puede poner una manzana o una naranja pelada entera; por tanto, reduce el tiempo de elaboración. Sin embargo, la boca de apertura del prensador es pequeña y las verduras hay que trocearlas al tamaño pequeño para que quepan, por lo que emplearemos más tiempo.

– **Limpieza:** ninguna de las máquinas es fácil y rápida de limpiar. En los dos casos hay que desmontarlas y cada pieza hay que ponerla debajo del grifo una por una. Sin embargo, esto no debe desanimar a nadie para preparar los zumos frescos. Al cabo de diez veces habremos conseguido la rutina y será más rápido.

De acuerdo con los criterios y explicaciones anteriores podemos decidir qué maquina de zumo queremos comprar.

¡¡¡Vayamos con las recetas!!!

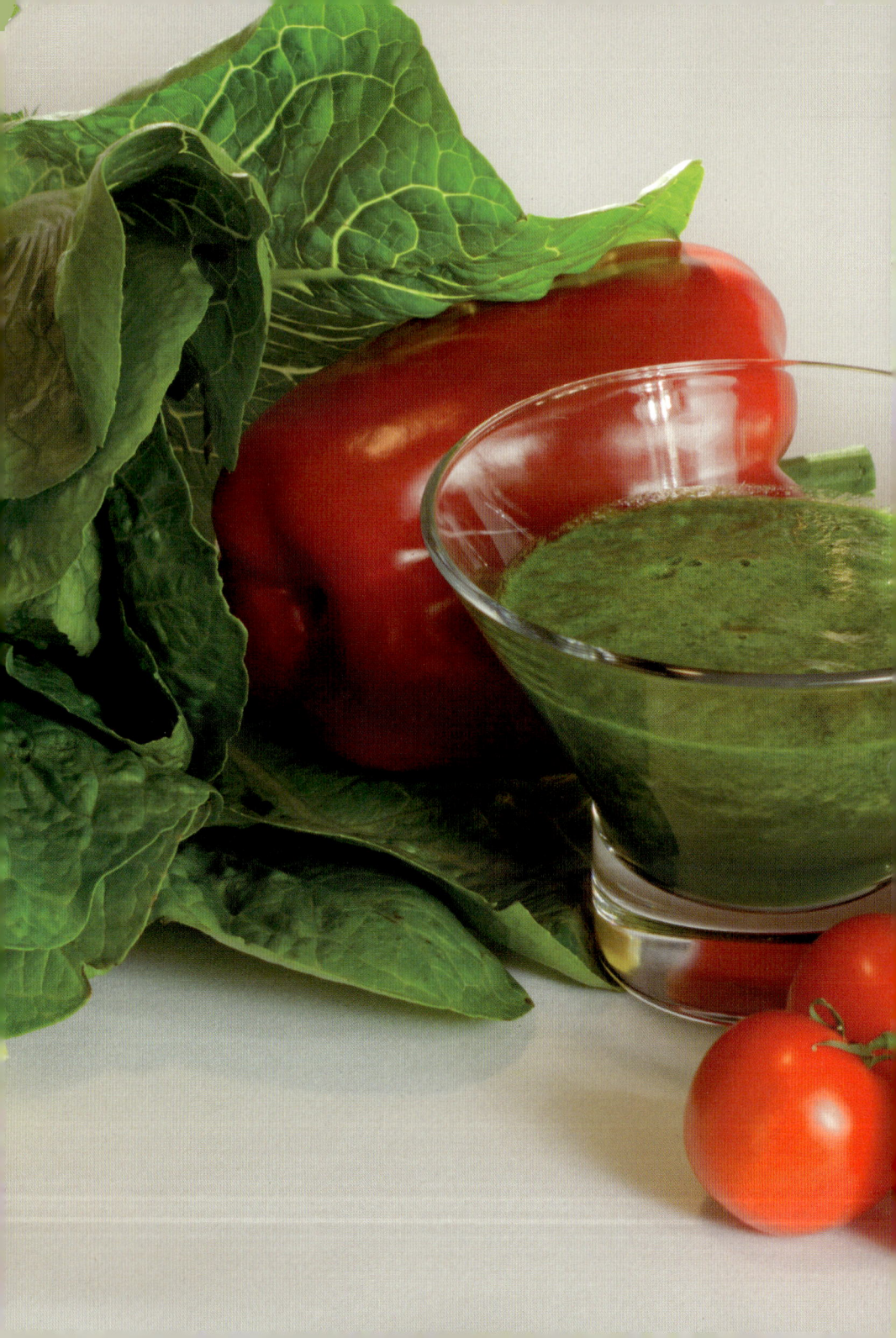

Sopas

Las sopas crudas en la mayoría de los casos son batidos densos de verduras o de frutas con picaditos. De hecho, cualquier batido se puede echar en un plato hondo y, si la comemos con cuchara, ya se puede considerar como una sopa.

Para mí fue un gran descubrimiento conocer y saborear las sopas crudas. Son sencillas, deliciosas y muy rápidas de preparar. Tienen una digestión fácil, y a la vez son excelentes en ocasiones cuando deseamos comer algo ligero, y no deseamos un plato crudo más sofisticado. Es una cena perfecta para una persona en estos tiempos de vidas y ritmos tan acelerados.

Todas las recetas de sopas y cremas que aparecen a continuación son un paso inicial para aquellos que deseen empezar sus almuerzos con alguna sopa cruda, a base de ingredientes naturales.

(Cuando aparece en los ingredientes «agua», se trata siempre agua mineral natural sin gas o agua depurada y filtrada, agua Pi o agua de manantial.)*

---

* Véase el libro de Ben Johnson, *Aguas curativas,* Edaf, Madrid, 2014, para explicación de los distintos beneficios del agua ionizada. *(N. del E.)*

Crema de ciruela con salsa de anacardo

Esta sopa es conveniente hacerla en la temporada de la ciruela. Desde comienzos de verano hasta principios del otoño podemos obtener momentos agradables para nosotros y nuestras familias, y obtendremos el reconocimiento cuando escuchemos: «Hmmm».

Ingredientes:
1 kg de ciruelas sin hueso
1-2 cucharadas de miel (si nuestras ciruelas son algo dulces, es suficiente con menos cantidad; si son un poco más ácidas, podemos echar un poco más de miel)
2 cucharaditas de canela
1 a 2 cucharaditas de jugo de limón recién exprimido
½ litro de agua
Para la salsa de anacardo:
100 g de anacardo crudo
½ jugo de limón
1 cucharada de miel
1 pizca de vainilla en polvo
un poquito de agua

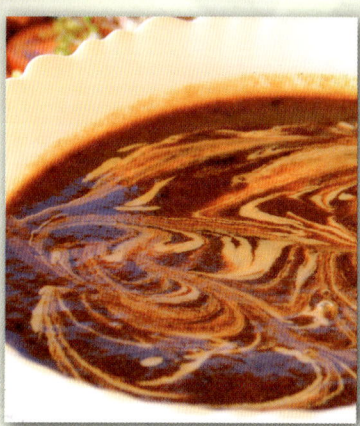

Preparación: Poner las ciruelas en la túrmix y batir con un poco de agua hasta que quede homogénea. Añadir la miel y la canela. Si estuviera demasiado dulce, podríamos añadir un poquito de limón. A continuación seguir con la batidora en marcha mientras se echa agua hasta obtener una sopa no demasiado espesa. Servir en una sopera.

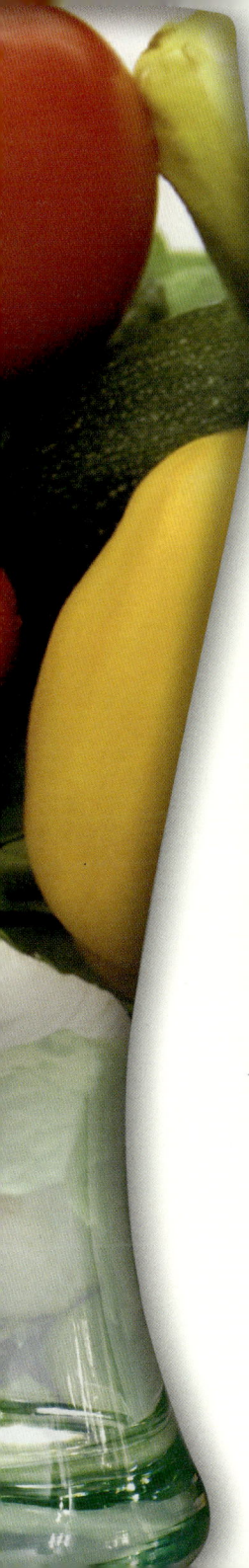

Para la salsa de anacardo: poner el anacardo en la túrmix y cubrir con agua. Cuando adquiere una consistencia cremosa, añadir los aromatizantes y verter agua suficiente para obtener la textura parecida a la nata.

Echar la salsa sobre la crema poco a poco, de tal manera que empecemos desde el centro y sigamos las líneas de una espiral hacia fuera.

(Esta sopa se puede preparar con ciruelas deshidratadas también. En este caso tenemos que poner a remojar las ciruelas durante unas horas, para que se ablanden. El sabor es divino.)

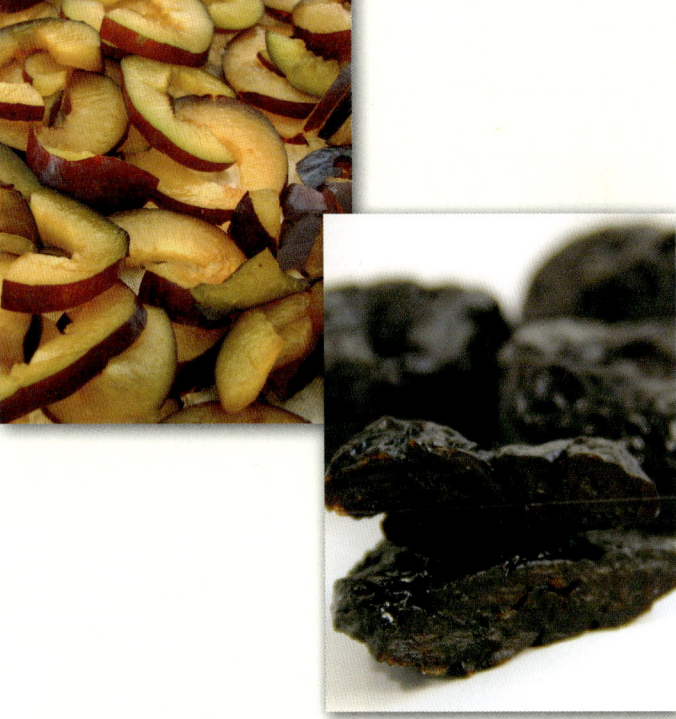

Sopa cremosa de tomate

Durante la temporada del tomate vale la pena preparar y consumir sopa de tomate a diario. Si no ponemos el aguacate, no será tan cremoso, en cuyo caso utilizaremos más especias.

Ingredientes:
4-5 tomates medianos
2 mitades de tomates deshidratados (conservados en aceite)
1 dátil sin hueso
1 diente de ajo pequeño
¼ cebolla roja
algunas hojitas de albahaca fresca
un poco de sal
1 dl de agua
½ aguacate

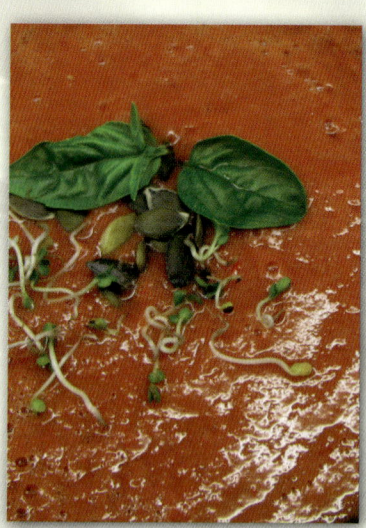

Preparación: Triturar todos los ingredientes hasta obtener una pasta homogénea, excepto el aguacate y las hojas de albahaca. Cortar los aguacates en cubos y agregar a la sopa. Entonces, batir hasta que su consistencia quede cremosa.

Si es demasiado denso, podemos añadir una pequeña cantidad de agua. Al servir, decorar con albahaca o brotes.

Sopa de mandarina con vainilla

Primordialmente es una sopa del invierno y en algunos hogares constituye un primer plato en las cenas de Navidad. A todo el mundo le gusta, es especial. Y sus ingredientes son muy fáciles de conseguir.

Ingredientes:
1 kg de mandarinas peladas
1 plátano
1 cucharada de jugo de limón
1 cucharada de miel o 1-2 dátiles sin hueso
1 cucharadita de polvo de vainilla
200 ml de agua
+ 1 plátano cortado en rodajas

Preparación: **Batir los ingredientes hasta que quede una mezcla muy fina. Dependiendo de la calidad de las mandarinas, añadir el jugo de limón y la miel al gusto. El resultado final debe ser bastante dulce, pero a la vez con un ligero toque amargo. Utilizar polvo de vainilla natural.**

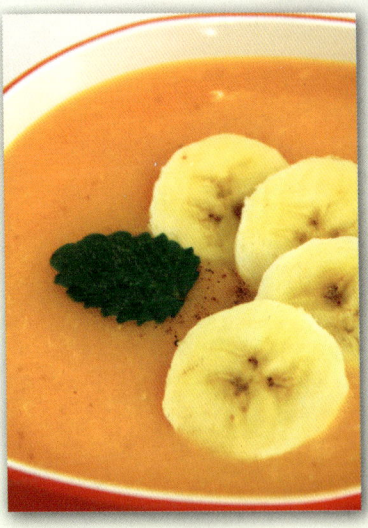

Una vez la sopa preparada, verter en una sopera y servir adornada con las rodajas de plátano y una hojita de hierbabuena o menta.

Crema de espinacas

Esta receta es muy verde, muy cremosa y con un alto sabor a ajo. Si por las noches de invierno quieres declarar la guerra a los virus y las bacterias que te quieren atacar, entonces ¡no te pierdas esta crema! Cada trago de esta receta fortalece tu sistema inmunológico, y a la vez está especialmente deliciosa.

Ingredientes:
350 g de espinacas (preferiblemente de origen orgánico)
80 g de anacardo crudo
3 dientes de ajo medianos
1 cucharadita de sal
1 pizca de pimienta
1 pizca de pimienta de cayena
200 ml de agua

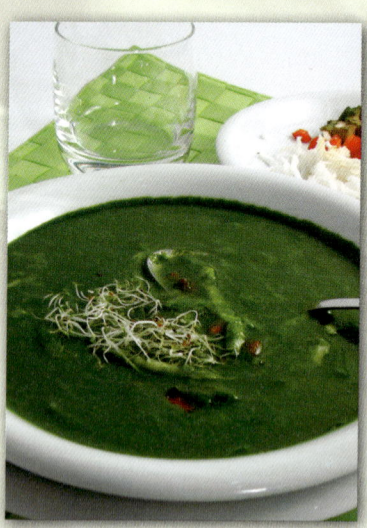

Preparación: Batir los ingredientes hasta obtener un estado cremoso, en principio con poco agua. Si hay que añadir más agua, esperar al final de haber batido todos los ingredientes. ¿Por qué? Debido a los componentes o ingredientes grumosos, solo pueden ser homogéneos si batimos en poco agua. Un trozo de ajo entero en la sopa puede causar una sensación desagradable. Si apetece, se puede calentar un poco, no hace falta tomar fría.

Sopa de calabaza con plátano

La calabaza es una materia prima muy beneficiosa y completa, llena de vitaminas, minerales y fibras valiosas. En el otoño y el invierno no puede faltar de la dieta, al menos dos veces a la semana.

Hay varias maneras de preparar la sopa de calabaza, con naranjas, manzanas y plátanos. A continuación veremos una versión cremosa; si lo preparáis, no os arrepentiréis.

Ingredientes (para 1 litro de sopa):
400 g de calabaza
2 plátanos
1 cucharada de jugo de limón
1 cucharadita de canela
1 pizca de nuez moscada molida
200-300 ml de agua

Preparación: Echar los ingredientes en la batidora, reservando un plátano, hasta que quede una crema suave; si es demasiado espesa, se puede añadir un poco de agua. Opcionalmente se puede servir la sopa con dátiles picados o con anacardos. Asimismo, adornar con rodajas de plátano.

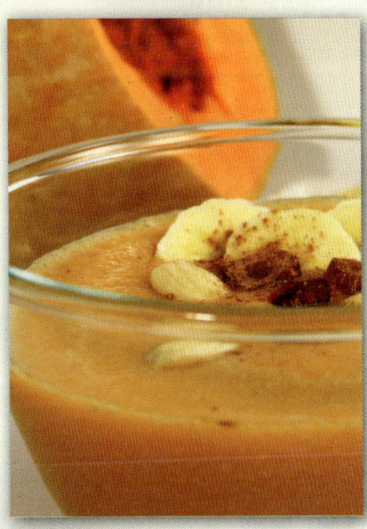

Sopa chucrut de col

Esta sopa* es ligeramente ácida, dulce y llena de vitamina C. Afortunadamente, no es necesario cocinarla, por lo que todas las estupendas propiedades de las sustancias alimenticias quedarán intactas y nuestro organismo podrá recogerlas y aprovecharlas. Hay que tener cuidado con utilizar el chucrut ácido pero sin vinagre.

Ingredientes:
200 g de chucrut de col
1 diente de ajo pequeño
1 tomate mediano
½ cebolla roja
1 cucharadita de pimienta roja
1 pizca de sal
50 g de anacardo
50 ml de agua
+ agua al gusto

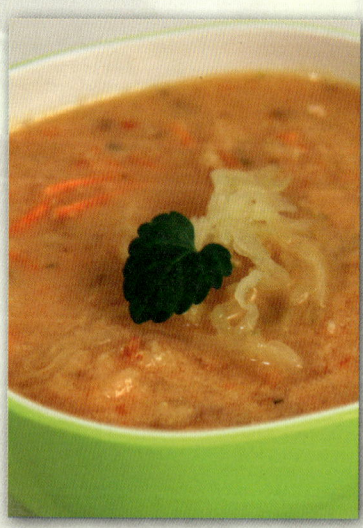

Preparación: Lavar el chucrut de col con un poco de agua fría. El jugo de col no lo tiramos, sino que lo guardaremos para beberlo, ya que es muy nutritivo. Poner todos los ingredientes de la sopa —excepto la col— en la batidora y triturar hasta que se quede una mezcla homogénea. Una vez que adquiera textura de crema, echar la col y un poco más de agua para conseguir una consistencia adecuada.

---

* El chucrut de col se obtiene con la fermentación de la verdura en agua con sal. Es un alimento muy típico de los países nórdicos. Su riqueza en enzimas hace que favorezca la digestión y por tanto la absorción de los nutrientes de los alimentos. *(N. de la T.)*

Sopa de manzana con apio

Esta sopa se puede preparar o un poco dulce o un poco salada, dependiendo si deseamos que domine el gusto de la manzana o el apio. (Si es salada, entonces será sopa de apio con manzana.)

Es una comida de otoño ligera, y su consumo es muy recomendable para tomar con frecuencia. El bulbo del apio contiene todas las vitaminas B —en cantidad concordantes de volumen— excepto la B_{12}.

Ingredientes:
250 g de manzana
100 g de apio, la parte del bulbo
1-2 hojas verdes o tallos de apio
1 pizca de sal
1 cucharadita de miel
+ picadito de manzana y apio de las hojas cortadas muy finas

Preparación: Pelar y limpiar el bulbo del apio y las manzanas, trocearlo y batirlo en la túrmix con poca cantidad de agua, hasta que quede suave.

Sazonar a gusto con sal, miel o jugo de limón. Lo podemos variar con un toque de jengibre rallado o piel de limón rallada.

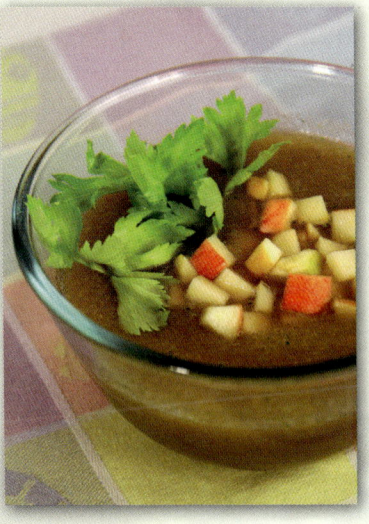

Cortar las manzanas en dados pequeños, y los tallos de apio cortarlos muy finitos, y en el momento de servir añadir este picadito a la sopa.

Sopa de nectarina

Es una sopa de verano, que en la temporada del melocotón no se la puede perder. Es una receta que no podemos dejar de hacerla, porque es deliciosa, a la vista y al sabor.

Ingredientes:
1 kg de nectarinas (albaricoques, melocotones o mixto)
2 plátanos medianos
2 tazas de agua
1 pizca de canela

Para la crema de anacardo
100 g de anacardo crudo
½ jugo de limón
1 cucharada de miel y 1 taza de agua
unas hojas de menta fresca

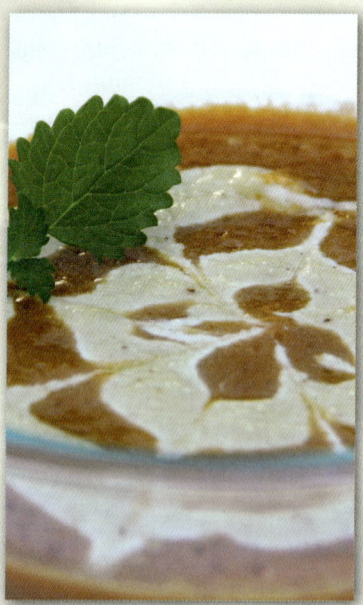

Preparación: Echar las frutas, después de limpiarlas y deshuesarlas, con un poco de agua en la batidora y batir hasta que quede una mezcla homogénea. El plátano se hará cremoso y dulce, por lo que no tenemos que utilizar otro edulcorante. Sazonar con canela y verter en un bol.

Para la crema de anacardo: batir los ingredientes en la túrmix hasta que quede cremoso y después verter poco a poco. Con la punta del tenedor hacer o delinear un dibujo bonito. Servir adornada con hojas de menta.

Sopa de remolacha

Ingredientes:
250 g de remolacha
un pequeño trozo de jengibre
1 diente de ajo
1 pizca de sal, una pizca de hoja de laurel
1 cucharada de miel
1 cucharada de jugo de limón
1 cucharada de aceite prensado en frío (aceite de semilla de uva)
½ l de agua
50 g de zanahorias
50 g de apio
30-40 g de nueces mixtas (almendras, anacardos)

Preparación: Hay muchas personas a las que no les gusta el «sabor de la tierra» que transmite la remolacha. En la siguiente sopa con las especias podemos armonizar los gustos, y el primer bocado en la boca será una sorpresa agradable.

Batir los ingredientes en la túrmix hasta que se quede homogénea. Añadir el agua poco a poco hasta que veamos que la densidad es suficientemente espesa. Podemos sazonarlo al gusto, incluso aumentar las cantidades indicadas. Poner en la batidora la zanahoria troceada, las hojas de apio y las nueces, y con la función «Pulse» batir algunos segundos. Así las verduras solo se machacan, y se quedan con trozos finamente picaditos.

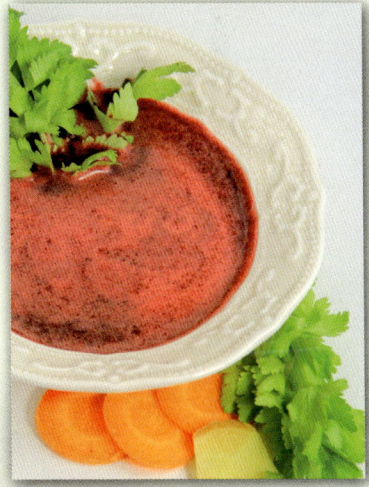

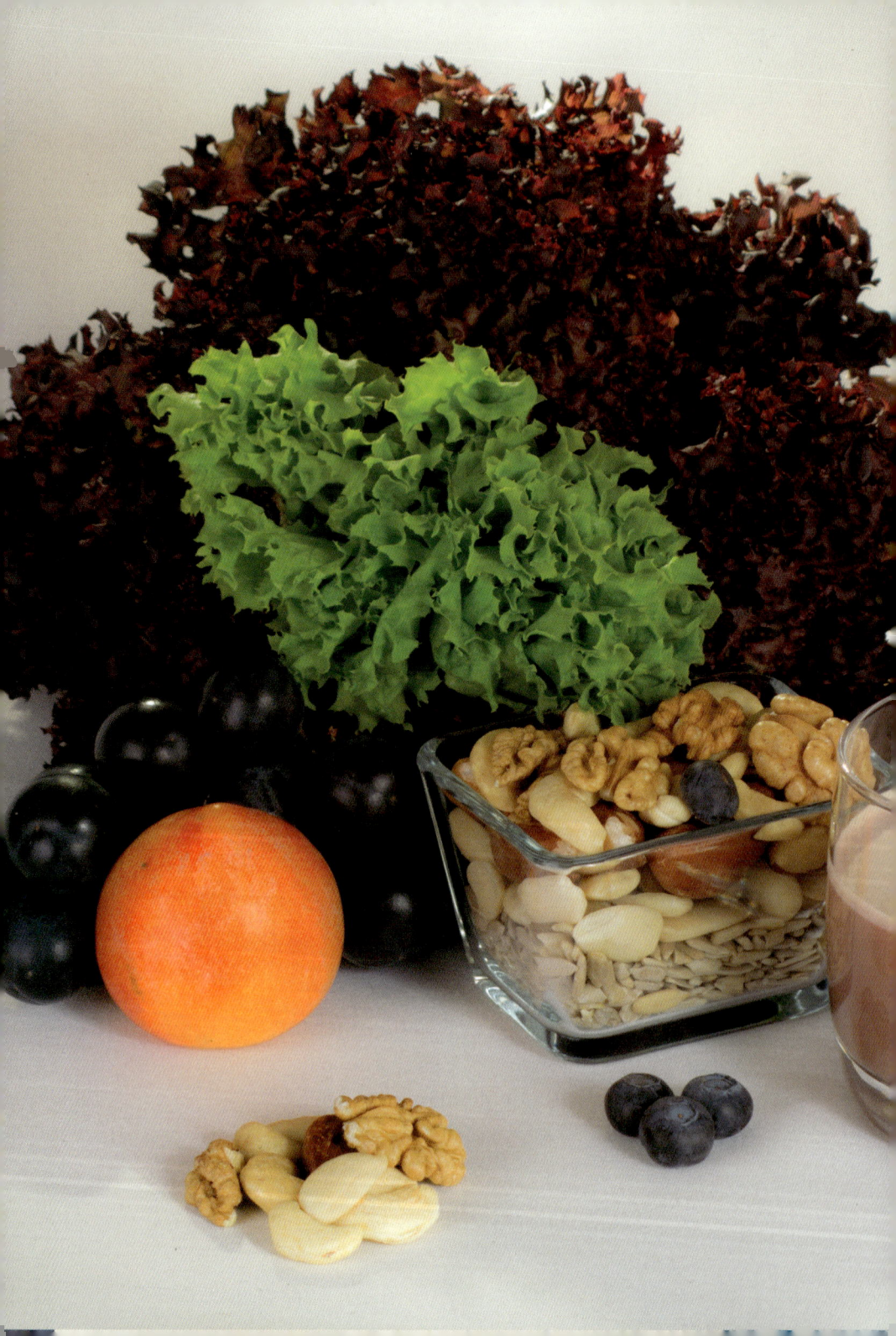

Leches a base de semillas y de frutos secos

Las leches de frutos secos o de semillas son fáciles de producir y elaborar; a la vez son nutritivas y deliciosas. Constituyen una fuente de proteínas libre de hormonas y antibiótica, que podemos preparar frescas, en nuestra casa y podemos almacenarlas o conservarlas durante dos días cubierta en la nevera. Antes de su consumo debemos agitarla.

Las semillas y los frutos secos antes de preparar debemos ponerlos a remojar, para que los inhibidores de enzimas, cuando están empapados, se descompongan, y se produzcan los procesos similares a los de la germinación. Como resultado las enzimas se activan, y las semillas «renacen». Las semillas en remojo debemos utilizarlas en el plazo de un día o dos, porque, de lo contrario, se inicia la fermentación. Las enzimas activadas empiezan su trabajo, se transforman las proteínas y grasas que se encuentran dentro de las semillas, y este proceso no es favorable para nuestro organismo. Los frutos secos previamente remojados, pero no utilizados, hay que deshidratarlos durante algunas horas, así se pueden guardar varios meses hasta su utilización en un lugar seco y fresco.

La leche de nuez

Es muy útil hacer esta leche cuando en casa se tengan nueces remojadas y hayan sobrado. Solo se tarda en preparar un momento esta sedosa y cremosa bebida, que se puede consumir sola, con granola cruda, o con frutas, y es un desayuno realmente refrescante.

La nuez contiene en cantidad considerables los ácidos grasos de omega-3, esenciales para nuestro organismo. Además es conocida por su efecto purificador de la sangre y antiparasitario, y facilita el trabajo de los órganos digestivos. Por su alto contenido energético (654 kcal por 100 g) ayuda a combatir la fatiga, y los problemas de memoria o falta de concentración.

Ingredientes:
1 taza de nueces (en remojo durante al menos 4 horas)
4 tazas de agua
1 cucharadita de aceite de coco (opcional)
1 cucharadita de lecitina de soja (opcional)
1 cucharada de miel o dátiles remojados sin hueso
1 pizca de polvo de vainilla

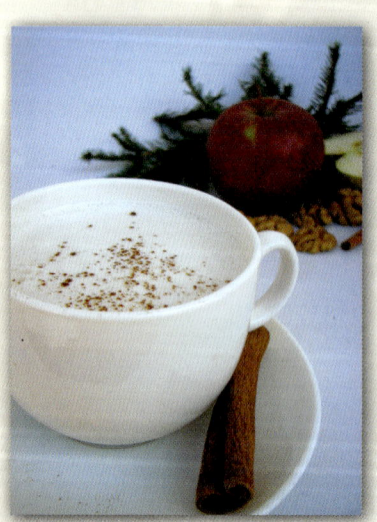

Preparación: No es casualidad que la cantidad de los ingredientes la haya especificado en tazas. En particular aquí las proporciones son esenciales, pues el agua debe ser cuatro veces la cantidad en comparación con las nueces.

Preparación: Poner los ingredientes y la mitad del agua en la túrmix y batirlo todo junto como mínimo un minuto. Cuando se quede una crema fina, y ya no

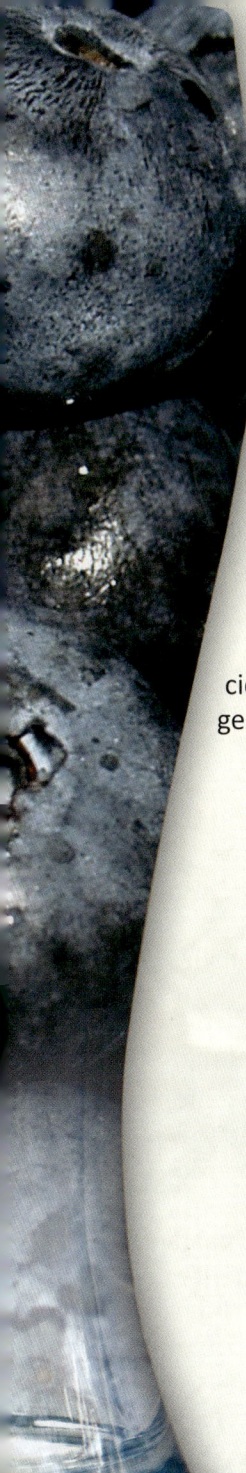

haya grumos, se puede añadir la otra mitad del agua. El batido ha de quedar muy fino, pero todavía contiene las fibras de las nueces, lo que podría producir pesadez de estómago, y entonces convendría tamizarlo a través de un nylon fino, exprimiendo el fluido blanco. En lugar de usar miel podemos utilizar cualquier otro edulcorante. La lecitina de soja es un ingrediente extremadamente saludable, y es muy aconsejable consumirlo con regularidad. Esto hace que nuestra leche de nueces sea aún más cremosa, más sutil.

Si añadimos a la pulpa remanente miel, semillas de lino y especias, obtendremos una pasta cruda con la que se pueden elaborar deliciosos postres crudos.

El origen vegetal de la lecitina de soja fortalece la capacidad de concentración del cerebro, aumenta la resistencia general del cuerpo, y favorece el rendimiento físico y mental.

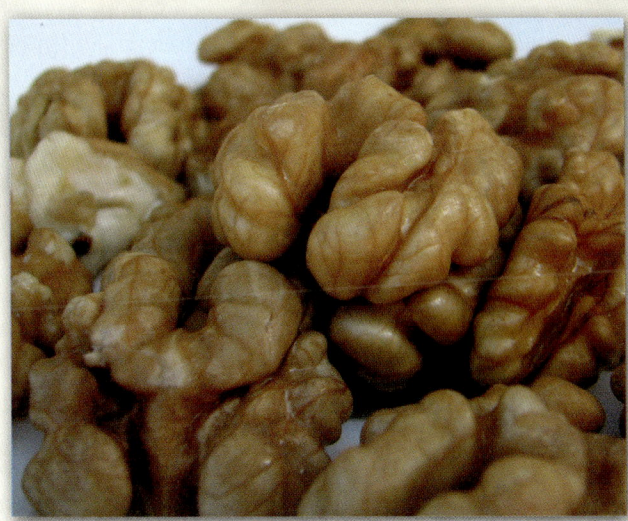

Leche de sésamo con zanahoria

La semilla de sésamo desde el punto de vista nutritivo es un alimento muy valioso; por desgracia, consumimos muy poco. Esto es un ejemplo de que podemos preparar una bebida especialmente deliciosa y nutritiva. La leche de sésamo está llena de calcio y la zanahoria puede aportar una gran cantidad de betacaroteno a nuestro organismo.

Media taza de semillas de sésamo contiene tres veces más calcio que un vaso de leche. Las semillas de sésamo además son una fuente de proteína y de fibras, sin dejar de mencionar el alto contenido en minerales como calcio, manganeso, cobre, magnesio, hierro, fósforo, vitamina B_1, zinc y vitamina E.

La zanahoria es conocida por ser un estimulante inmunológico, y por su efecto preventivo del cáncer.

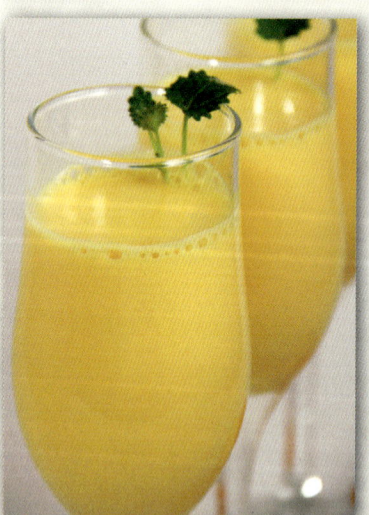

Ingredientes:
150 g de semillas de sésamo en remojo mínimo 2 horas
2 zanahorias medianas
400 ml de agua
1 cucharadita de miel (opcional)
1 pizca vainilla (opcional)

Preparación: Poner en la túrmix las semillas de sésamo junto con las zanahorias, peladas y cortadas previamente, con aproximadamente 200 ml de agua, y batirlo hasta obtener una pasta densa. Añadir el agua restante, y luego con una bolsa de filtro colar la pulpa y exprimirlo bien apretando la bolsa. Aunque el resultado de esta bebida de color amarillo dorado en sí mismo tiene un gusto exquisito al paladar, y muy saludable a la vez, lo podemos condimentar con un poco de miel o de vainilla en polvo.

Leche de nuez de Brasil

La variedad en las leches elaboradas a base de los frutos secos o semillas no solo se consigue variando los condimentos, sino utilizando alternativamente diferentes frutos secos o semillas para elaborar las bebidas. Se puede elaborar una deliciosa bebida de almendras, amapolas, semillas de girasol, o de coco rallado. Si cambiamos con regularidad las semillas utilizadas, es muy beneficioso, ya que cada una contiene en diferentes proporciones los ingredientes naturales, por lo que podemos obtener un equilibrio entre nutrientes muy importante.

Las nueces de Brasil son una gran fuente de proteínas, y estas proteínas contienen todos los aminoácidos, necesarios para el organismo humano. La nuez de Brasil contiene además una gran cantidad de selenio, que es un poderoso antioxidante. Además, hay una cantidad considerable de zinc que ayuda en la digestión y en las funciones del metabolismo.

Ingredientes:
100 g de nueces del Brasil
400 ml de agua
1 cucharadita de miel u otro edulcorante
1 cucharadita de canela

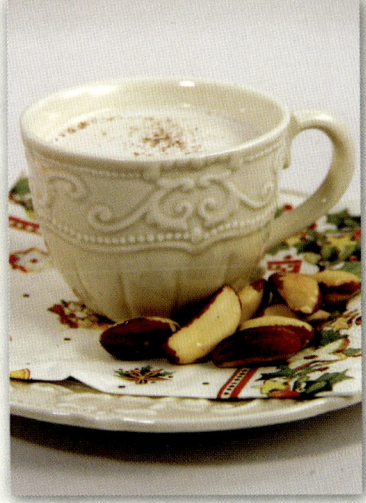

Preparación: Poner las nueces de Brasil en la túrmix (en principio, solo con 200 ml de agua), y batirlo hasta que quede suave y fina. Añadir el resto de agua, y colar con la bolsa del filtro. Apretar bien esta para que la pasta restante quede lo más seca posible. La leche de nuez de Brasil podemos condimentarla con canela o edulcorante.

La canela no solo es deliciosa, sino una de las más antiguas plantas medicinales; sus efectos terapéuticos ya eran muy conocidos desde la antigüedad. Es antioxidante, digestiva, inhibe la fermentación y mejora el efecto de estado ánimo. Reduce en la sangre el LDL el colesterol malo, y también el nivel de azúcar en la sangre. Asimismo, cabe destacar por su efecto retardatorio en el proceso de envejecimiento. Antibacteriana, antivírica y ayuda a eliminar la celulitis.

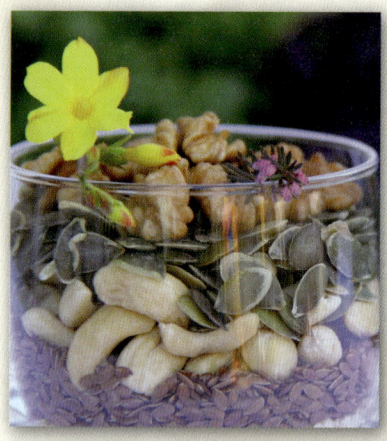

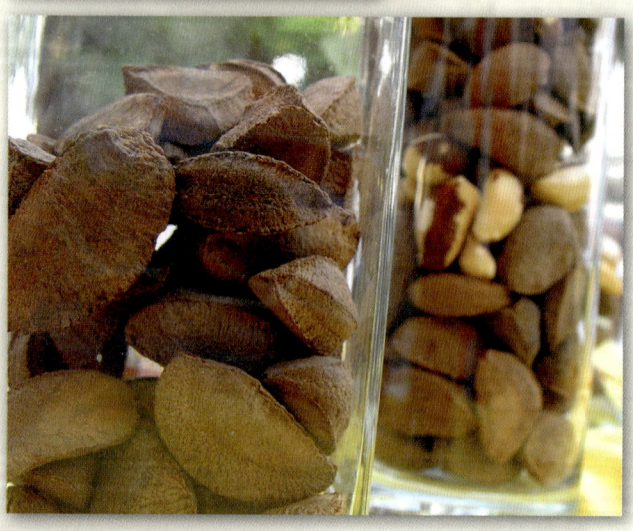

Leche de cáñamo con cereza

La semilla de cáñamo es una de las más valiosas semillas desde el punto de vista nutritivo; podemos utilizarla sin cáscara y cruda directamente en los batidos que elaboramos.

La semilla de cáñamo contiene una gran cantidad de ácidos grasos esenciales, los cuales nuestro cuerpo es incapaz de producir, e incluso en una proporción perfecta para nuestro organismo. Estos ácidos grasos esenciales son responsables, junto a otras sustancias, de que nuestro sistema inmunológico funcione adecuadamente. Además, purifican nuestro sistema vascular del colesterol y de los depósitos de desecho.

Ingredientes:
150 g de cáñamo remojado
300 ml de agua
100 g de cerezas deshuesadas
1 cucharadita de miel
1 cucharadita polvo de vainilla
1 pizca de sal

Preparación: Batir los ingredientes hasta obtener un batido homogéneo. Este batido no es necesario colarlo, porque las fibras de los ingredientes no van a ser ásperas, ni gruesas.

Si utilizamos cerezas congeladas, a continuación, calentarlas en un poco el agua antes de echarlas en la túrmix.

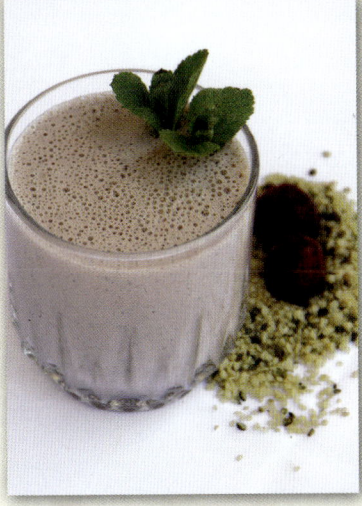

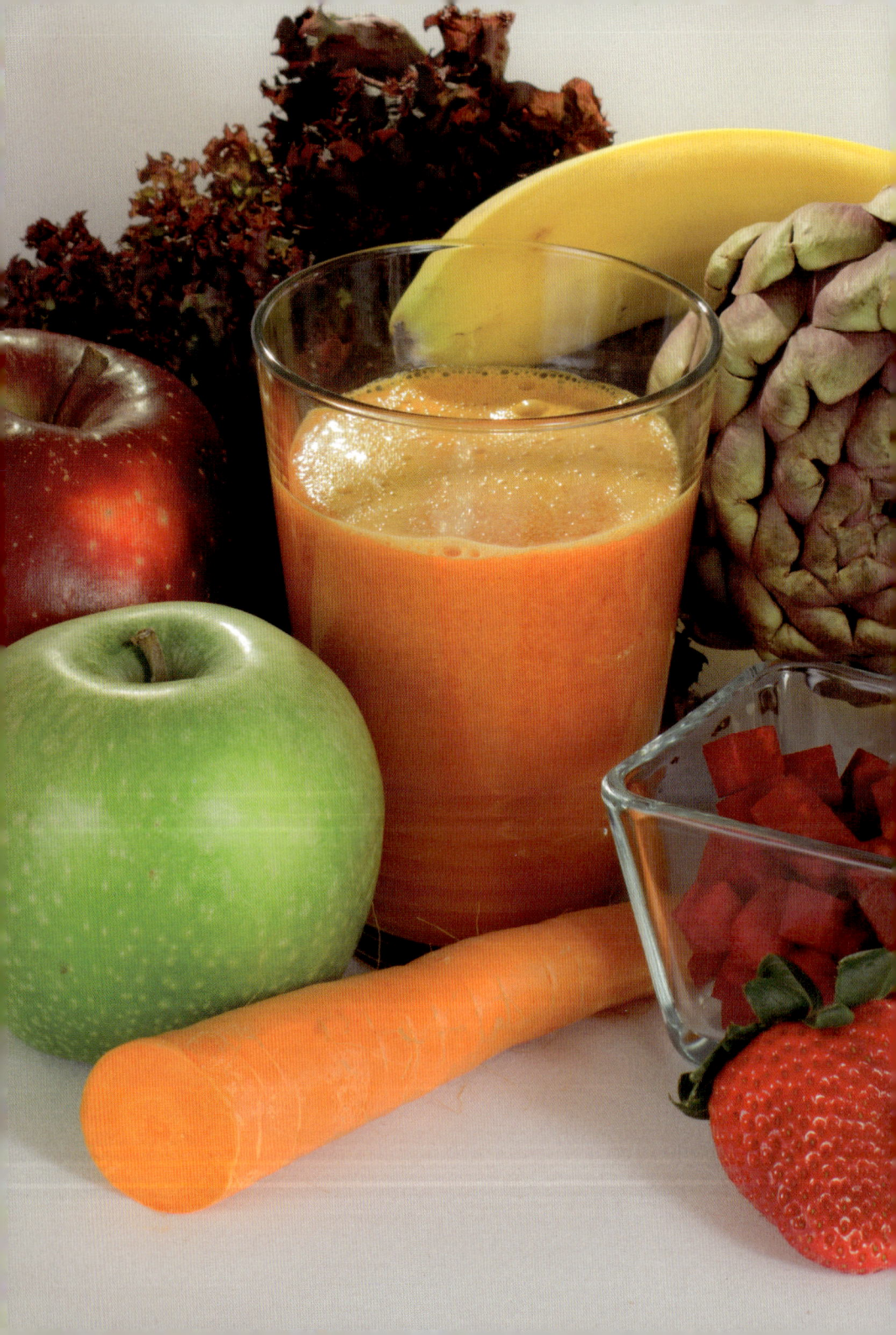

Batidos de frutas y de verduras

Los batidos de frutas y de verduras, desde el punto de vista nutricional, tienen el valor de una comida completa; por tanto, podemos consumirlo como plato principal. Al contrario que los licuados, los batidos contienen todas las fibras de los alimentos, que son imprescindibles para mantener nuestra salud. Las fibras desempeñan un papel importante contra ciertas enfermedades, y ayudan a mantener en equilibrio la flora intestinal. Un litro de batido fresco tomado diariamente nos aporta las sustancias y elementos vitales necesarios como vitaminas, enzimas y antioxidantes, además de proporcionarnos la cantidad de fibra adecuada.

Es necesario comentar algunos aspectos de la ingestión de los líquidos: para el cuerpo es mucho más útil el zumo de frutas o de verduras ingerido junto con las fibras, como si beberíamos solamente agua filtrada. Las fibras vegetales es el lugar donde se encapsulan los líquidos, así durante la digestión este líquido tiene un efecto de hidratación en la totalidad del aparato digestivo. La mayor parte del agua que ingerimos, entra a formar parte del flujo sanguíneo enseguida, así va saliendo rápido desde el aparato digestivo. Si bebemos agua, esta se absorbe enseguida por el intestino y el agua entra en el flujo sanguíneo. Si bebemos zumo con fibras, al intestino le cuesta más trabajo absorber el líquido encapsulado dentro de la fibra, y esta no desprende todo su contenido en agua, por lo que así se previene el estreñimiento.

Smoothies – batidos de fruta

El batido de fruta es muy fácil de preparar: las frutas seleccionadas, después de lavarlas y pelarlas, o limpiarlas, se pasan a la túrmix, y con un poco de agua batirlo hasta dejar una mezcla homogénea. Y nuestro batido de fruta ya está listo con sabor natural, dulce, nutritivo y delicioso. Si tomamos un par de copas o vasos, al degustarlo, nos sorprenderá lo nutritivo que resulta.

Si decidiéramos tomar solo fruta como comida hasta el mediodía, podremos lograr nuestro plan con mucha más facilidad, tanto si nos preparamos unos batidos a partir de las frutas, como si lo comemos «solo». Y si, después de transcurrido un tiempo, echamos de menos o nos faltara la masticación, entonces recomendamos tomar de vez en cuando una manzana entre las bebidas. Las frutas se digieren con mucha más facilidad si las comemos solas, sin ningún otro tipo de alimento. Los batidos preparados solo a base de frutas son recomendables para todos los días. Sin embargo, si de vez en cuando nos apetece romper con esta regla por el sabor, o para variar la textura y que sea más cremosa, entonces se pone un poco de leche de semillas o de frutos secos, pero ha de ser ocasional, no hacerlos ni tomarlos muy a menudo.

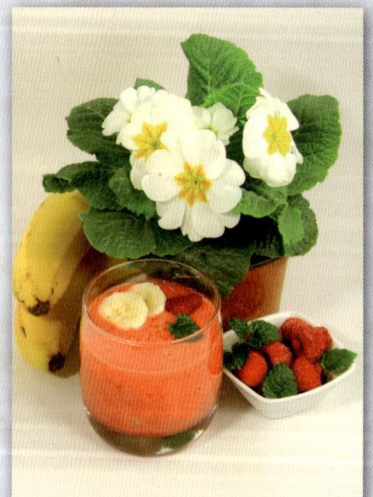

Y ahora vamos a seguir con unas recetas buenísimas, que incluso son aconsejables para toda la familia, en especial los niños. Estas recetas son beneficiosas para el adulto, pero sería bueno para los niños.

Sueño Tropical

Hay batidos naturales que son más sabrosos y los hay que lo son menos. Los batidos de verduras que son de alto valor medicinal (brócoli, repollo, apio, etc.) solía clasificar en la categoría de «avanzadas». Quien se ha acostumbrado al sabor natural de estas bebidas, entonces estos sabores de alimentos muy verdes le van a gustar mucho también.

Esta bebida evoca un ambiente tropical completamente distinto. Y a pesar de que también tiene un efecto curativo, en particular recomiendo su consumo por el gusto. Cuando lo pruebas, seguramente no lo vas a olvidar.

¡Advertencia! Tienes que degustarlo en un momento de calma, recostándote en un sitio tranquilo como un sofá, sorbiendo lentamente con una pajita. En un estado de relajación trata de recordar un verano o un ambiente tropical... créeme, continuarás el día 100% recién cargado de energía, con mucha vitalidad, después de haber tomado un vaso de «Sueño Tropical».

Ingredientes para 4 personas:
1 l de leche de coco diluido
1 mango
2 rodajas de piña
4-5 dátiles (o miel)
1 cucharadita vainilla

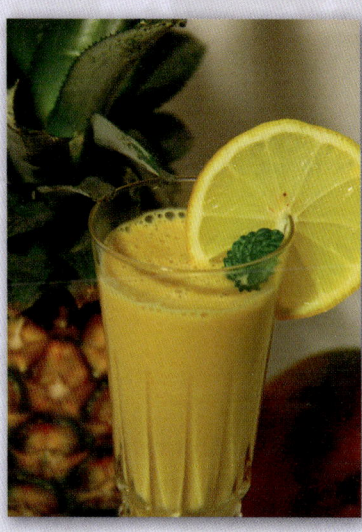

Preparación: Si los dátiles son secos, remojar en agua durante 1-2 horas para ablandar. Si se compraron blandos, entonces esto no es necesario. Para la leche de coco remojar 150 g de coco rallado al menos 3 horas. Batirlo lo más finamente posible; después colarlo con la bolsa de colador, y apretar bien, que casi no quede nada de líquido en la bolsa. Este jugo queda blanco por la leche de coco. Con la pulpa residual escurrida se pueden preparar dulces o galletas. Si no lo utilizas en el momento, deshidrátalo y obtendrás una harina de coco que puedes conservar durante mucho tiempo, lo cual puedes utilizar después.

Verter 200-300 ml de la leche de coco en el aparato donde vayamos a batir (túrmix, batidora o thermomix) que obtuvimos y mezclar hasta que los ingredientes adquieran una textura finísima. Si el batido está cremoso, entonces agregar la leche de coco restante.

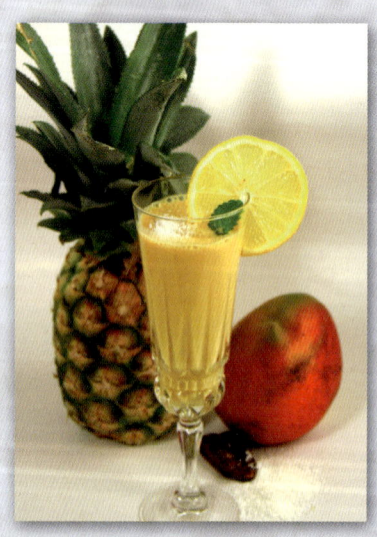

Maravilla de frambuesa

Vale la pena probarlo, si te gusta beber algo con un sabor muy concentrado, con mucho sabor a fruta y muy sorprendente. Pero para la elaboración de este batido necesitas varios aparatos: una licuadora o una prensadora y una batidora (como la thermomix). No te arrepentirás. Si no tienes frambuesa fresca, la puedes utilizar congelada también. Naturalmente, la fresca está mejor, pero las congeladas tampoco son malas, si están congeladas de forma adecuada. La única cosa que tienes que tener en cuenta, que después de la descongelación tenemos que tomarlo rápidamente. Una oscura noche de otoño o de invierno con una bebida así puede evocar agradables recuerdos de verano y cargarte con sensaciones agradables.

Ingredientes:
1 kg de jugo de manzana
2 plátanos
300 g frambuesas (pueden ser congeladas)

Preparación: Recuperar el jugo de manzana (hecha con la licuadora o la prensadora), y después con la túrmix batirlo junto los plátanos y la frambuesa.

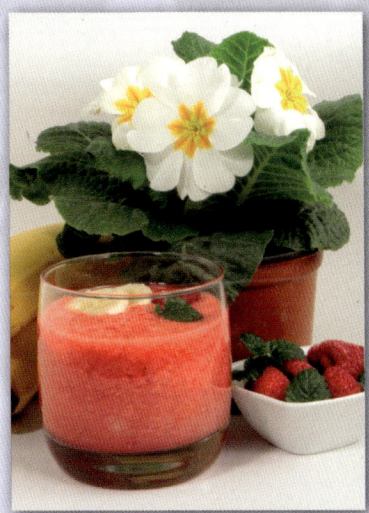

Podríamos preparar con agua en vez de jugo de manzana, pero entonces no tendrá tanta concentración de fruta.

Y por supuesto, no utilices zumo de manzana envasado, sea cual sea el recipiente o forma de presentación. Si no puedes tenerlo recién preparado, opta por agua pura.

Batido de fruta Solecito

Es una bebida especialmente veraniega. Si utilizas frutas maduras, no hay necesidad de edulcorante, plátano o dátiles para endulzar, porque las frutas maduradas al sol contienen azúcar propia; por tanto, tendrá un sabor celestial.

El jugo de limón échalo cuando esté listo, y solamente si sientes que es demasiado dulce.

¡Sírvelo con cubitos de hielo!

Versión sencilla

Ingredientes:
2-3 melocotones medianos
½ melón
300 ml de agua
1 cucharada de jugo de limón

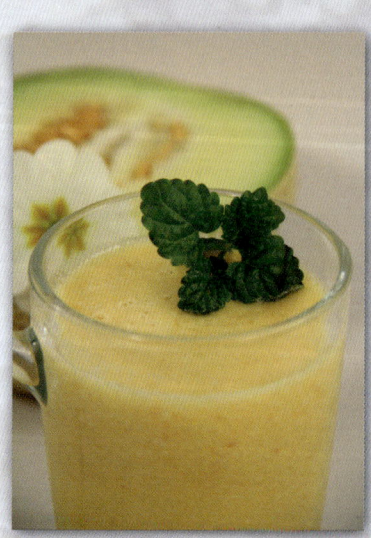

Preparación: Batir las frutas con la túrmix, en principio con poca agua, y, cuando esté muy finamente batido, agregar el agua restante. Si es necesario, condimentar con jugo de limón al gusto.

Versión para *gourmets*

Ingredientes:
2-3 melocotones medianos
½ melón
200 ml de agua
1 puñado de guindas sin hueso
1 cucharada de miel

Preparación: Preparar un batido denso con las guindas sin hueso y miel con un poco de agua. (Podemos utilizar guindas congeladas o deshidratadas. En caso de usarlas deshidratadas tenemos que poner a remojar durante 1-2 horas en agua. Si son guindas congeladas, tenemos que intentar elaborarlo con agua caliente para que el batido no esté frío.) Rellenar cada vaso hasta la mitad con el batido de guindas. Preparamos el batido de «Solecito» y con mucho cuidado verterlo sobre las guindas. Verter con precaución para que los dos líquidos no se mezclen entre ellos. En la mitad del vaso podemos hacer un poco de transición entre los dos. Así nos dará la sensación de que hay un «solecito» en el vaso.

Presentar con pajitas, así podemos beber una vez del rojo otra vez de amarillo o podemos mezclarlos entre ellos.

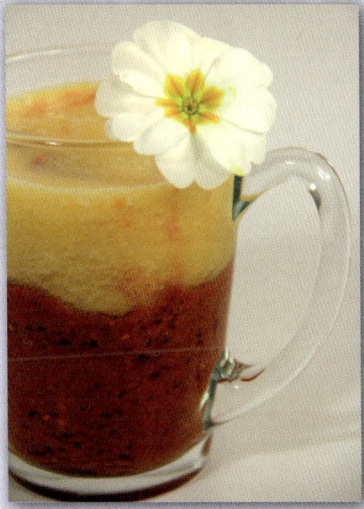

Bebida para levantarte por la mañana

Al mismo tiempo es dulce y salado, picante y concentrado. Cuando se escucha por primera vez esta expresión parece sorprendente, pero pruébalo y verás que no es tan malo. Te despertarás temprano y con el frescor de la mañana te dará la energía suficiente hasta el mediodía.

Ingredientes:
1 manzana sin corazón
2 cucharadas de goji berry
1 cucharada de pasas o 1-2 dátiles sin hueso
2 naranjas (para hacerlo en jugo en vez de agua)
1 pizca de chili (opcional)
1 pizca de sal (opcional)

Preparación: Exprimir el jugo de las dos naranjas con un exprimidor, poner en la túrmix junto con los otros ingredientes y batirlo hasta que haya una mezcla homogénea. Se puede probar sin chili y sin sal, pero creo que así es más auténtico.

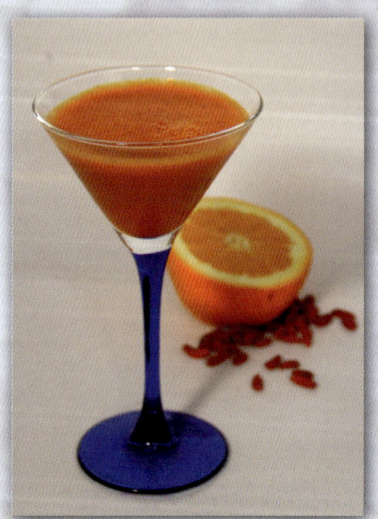

Si está muy espeso, podemos añadir un poco de agua, para poderlo beber.

Si decides que quieres tomarlo con cuchara, entonces añadir algunas pasas y nueces.

Bebida de guindas con chocolate

¡¡¡Wau!!!!, esta es una bebida fantástica. Las guindas y los plátanos en sí mismos ya son una gran experiencia, pero el toque del chocolate realmente es muy especial. Fuera de temporada se puede utilizar guindas deshidratadas.

Ingredientes:
3 plátanos
100 g de guindas deshuesadas (o 50 g deshidratado)
200 ml de agua (verano, 1-2 cubitos de hielo)
2-3 cucharaditas de cacao crudo en polvo
2 dátiles deshuesados, o 1-2 cucharaditas de miel
1 pizca de vainilla

Preparación: Preparar un batido espeso con el aparato elegido y con los ingredientes. Para quien no le resulte lo bastante dulce, puede añadir un poco de miel para compensar la acidez de las guindas y la amargura del cacao.

Si lo preparas con guindas frescas, entonces echarlas al final o en el último momento y después ya no batirlo durante mucho tiempo.

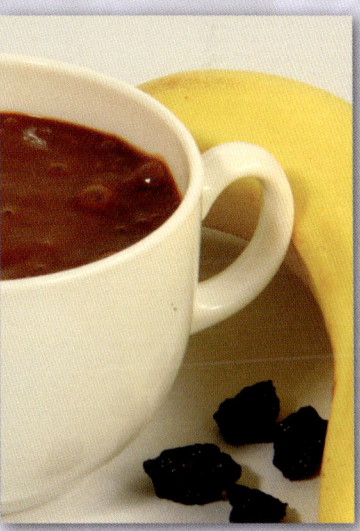

El resultado final: indescriptible en un medio denso, dulce y con sabor a cacao unos trozos de guindas amargas. ¡Hmmm! ¡qué sabor!

Por supuesto, si no tienes cacao puro, puedes utilizar el tradicional (pero no endulzado).

Batido de fresa cremosa

Esta preparación se puede hacer con cualquiera de los frutos del bosque que sea de frambuesas, moras o arándanos, y más tarde en invierno los frutos congelados. En este caso calentar un poco el agua para evitar que el resultado final sea demasiado frío.

La miel y el zumo de limón solía ponerlo solo para realzar el gusto, pero la primera vez pruébalo sin estos. Con unas cuantas hojas frescas de melisa del jardín, se hace mucho más armónica la mezcla de sabores.

Ingredientes:
100 g de anacardo crudo
2 plátanos
200 g de fresas
1 pizca de vainilla
1 cucharadita de miel (opcional)
unas gotas de zumo de limón (opcional)
200 ml de agua

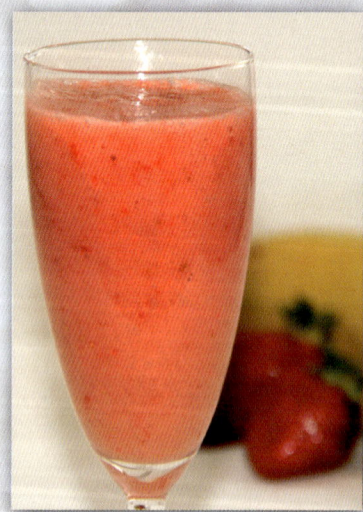

Preparación: Poner los ingredientes en la túrmix y batirlos hasta que se quede suave. Adornar con cubos de hielo o trocitos de fresas.

Si lo servimos en un plato, podemos añadir picaditos unos trocitos de fresas o plátanos y así está lista esta sopa cremosa de fresa.

Batido clásico de cítricos

Es delicioso el gusto de pomelo dulce y agrio, después suavizado con las naranjas y las manzanas, y terminando con la lima, que acidifica. Poner los plátanos, porque con esto es más cremosa, pero sin plátanos también es una bebida nutritiva y refrescante.

Ingredientes:
1 pomelo
1 naranja
1 plátano
1 lima
2 manzanas medianas
100 ml de agua

Preparación: Pelar los cítricos, quitar las pepitas y junto con la manzana descorazonada, con el plátano y un poco de agua batir hasta que se haga una mezcla homogénea. Si está demasiada espesa, añadir un poco de agua.

Versión sin agua: Exprimir los cítricos con un exprimidor y con el jugo obtenido batir el plátano y la manzana. Así obtendremos una bebida con un sabor más intenso, lo cual hemos preparado sin agua.

Si en vez de beber queremos comer, entonces no batir con la túrmix el plátano, sino trocear en unas rebanadas y poner en la pulpa de los cítricos y manzana, y comer con cuchara. Es un desayuno un poco amargo, pero lleno de vitaminas.

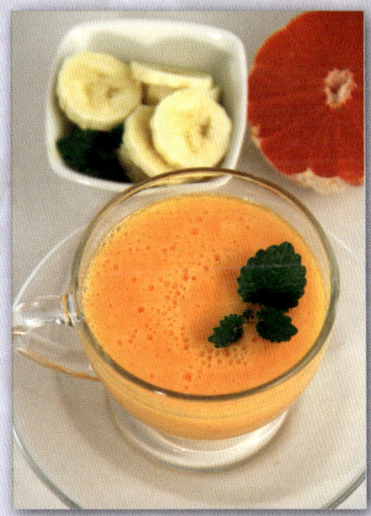

Batidos de verduras

Las verduras no se deben mezclar con frutas, solo hay una excepción y es la manzana. Los batidos densos de consistencia y ricos en fibra vegetal podemos endulzarlos con un poco con manzana.

Las verduras podemos mezclarlas con semillas o con frutos secos, así se puede obtener una consistencia más cremosa, más suave. Es una buena opción para aquellos que no les gusta consumir verduras. Como si fuera una bebida cualquiera, por su forma líquida se «desliza» más fácilmente, y entonces se puede intentar en vez de comer beber las verduras como una «bebida».

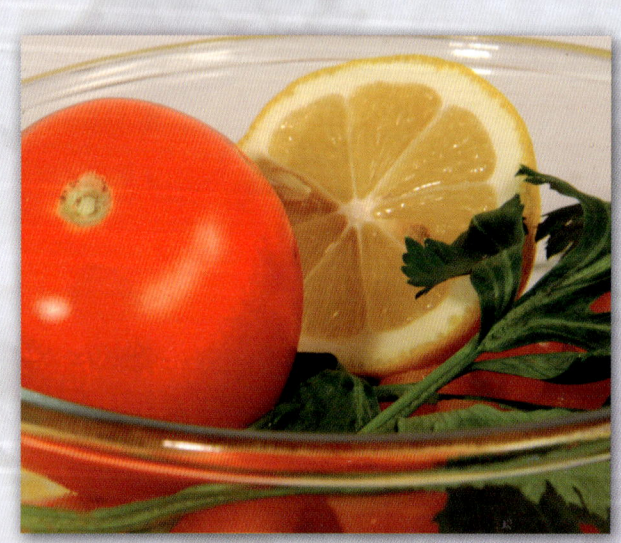

Batido de brócoli con zanahoria

El brócoli es uno de los vegetales más valiosos en nutrientes. Batido muy finamente con una zanahoria y medio aguacate obtenemos una bebida rica en fibra y porque hay infinidad de variados y ricos nutrientes, vitaminas y enzimas. Desde mi punto de vista, es un batido perfecto, aunque no soy objetiva, porque me gusta de cualquier forma. La forma más fácil de dar cuenta de ellos es probándolo.

El brócoli contiene, calcio, magnesio, fósforo, vitamina B_3, B_5, betacaroteno, vitamina C y mucho ácido fólico. Está demostrado que es un anticancerígeno, antioxidante, limpiador de colon, excelente fuente de fibra, antibacteriano, antivírico y estimula el hígado. Es la comida perfecta. (Citado en el libro *The Food Doctor,* Vicki Edgson e Ian Marber.)

Ingredientes:
100 g de brócoli
600 g de zanahoria
½ aguacate
200 ml de agua

Preparación: Cortar el brócoli y la zanahoria en trozos pequeños, añadir un poco de agua y batir con la túrmix. Luego añadir el agua restante y el aguacate, y continuar mezclando. Si quedara demasiado denso, se puede agregar más agua.

Esta cremosa bebida es una gran fuente de nutrientes, y un alimento perfecto.

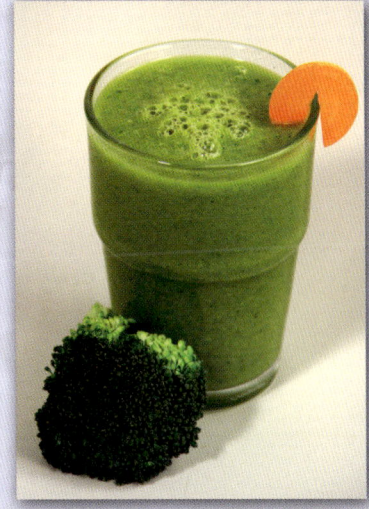

Batido de espárragos y de pepino

Lo ideal es preparar este batido en la túrmix con espárragos frescos. El jengibre y el pepino dan un sabor refrescante, y el aguacate hace que sea cremoso. Y lo que no es menos importante: tiene un sabor exquisito.

El espárrago contiene fósforo, potasio, ácido fólico, betacaroteno, vitamina C y vitamina K.

Su contenido de asparraguina estimula los riñones, es un laxante suave, antibacteriano. Contiene purina, por lo que no se recomienda para personas que tienen la gota.

Ingredientes:
6-8 espárragos
½ pepino
1 manzana mediana
½ aguacate mediano
1 cm de jengibre fresco
200 ml de agua

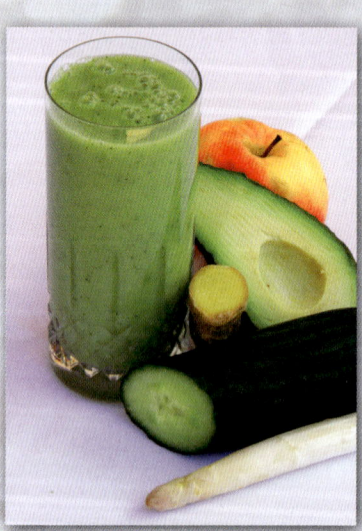

Preparación: Poner en la túrmix las hortalizas después de limpiarlas bien y con poco agua. Batir como mínimo 1 minuto, para que no se queden trozos pequeñitos. La bebida debe ser totalmente cremosa.

Batido de tomate

Este zumo vegetal es refrescante, lleno de nutrientes y de vitaminas; además, su índice de contenido calórico es muy bajo.

Los **tomates** son ricos en calcio, magnesio, fósforo, betacaroteno, ácido fólico y vitamina C. Los tomates alcalinizan, y alivian la inflamación del hígado. Contiene un antioxidante llamado *licopeno.*

Las **hojas de apio** son ricas en betacaroteno, ácido fólico, vitamina B_3 y en sodio. Contienen camarina, que tiene propiedades para prevenir el cáncer, disminuye la presión arterial y puede ayudar en caso de migrañas. Ayuda en la digestión y previene las formaciones de los depósitos de calcio, y alivia los síntomas de artritis.

Ingredientes:
4-5 tomates medianos
2-3 tallos de apio con hojas
1 pizca de sal
pequeño manojo de perejil
unas gotas de jugo de limón

Preparación: Cortar en dados los tomates; después de lavados y secos, quitar las hebras longitudinales de las hojas del apio y trocearlo. Añadir el resto de los ingredientes, y con poca agua batir hasta que quede una mezcla fina.

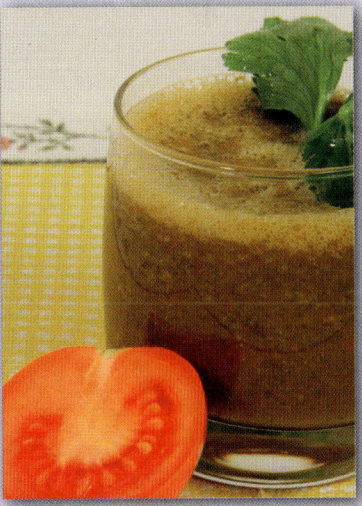

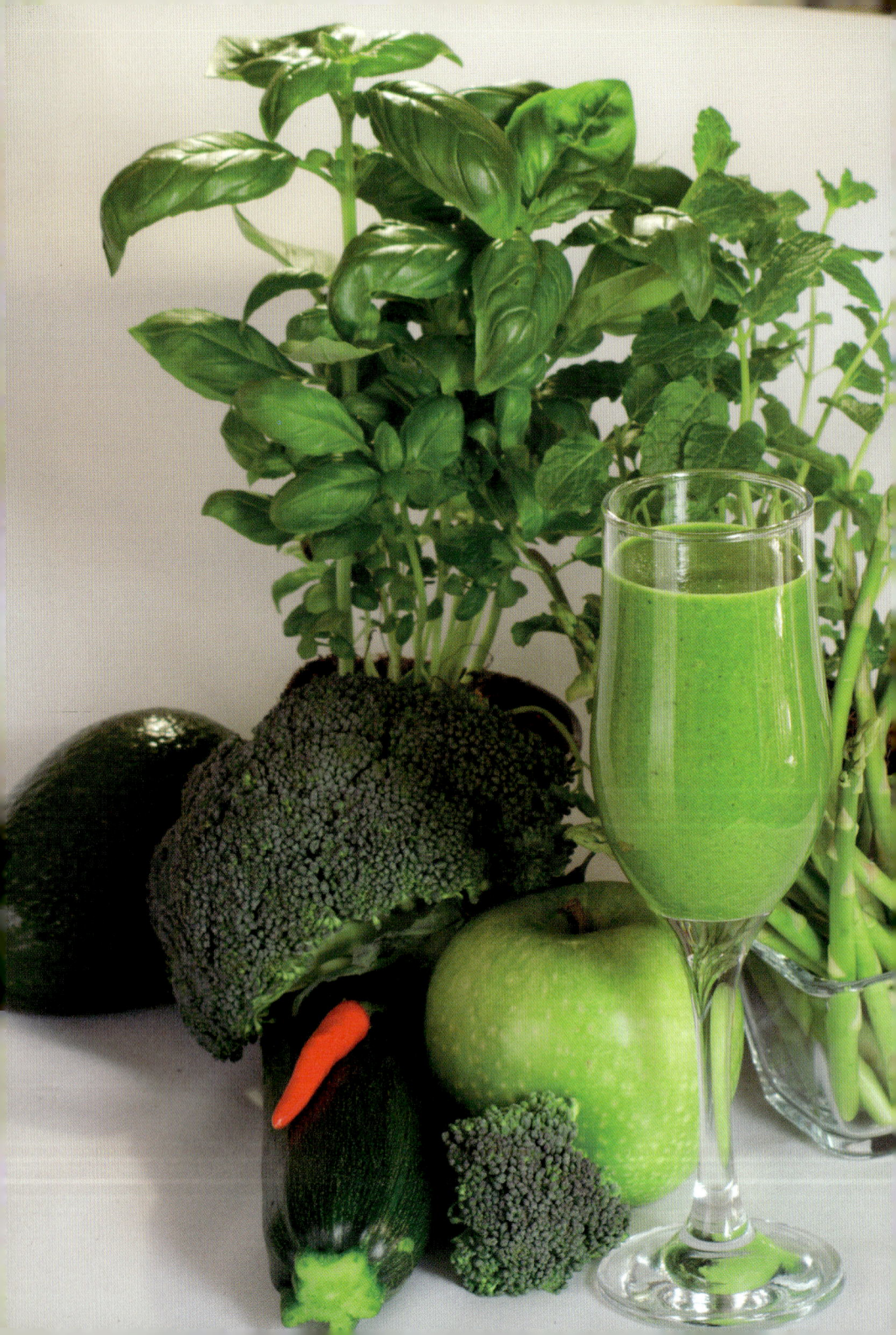

Batidos verdes

Los batidos verdes aparecen en un capítulo aparte y tiene sentido que sea así. Mientras en los *Batidos de verduras* las protagonistas son las hortalizas —que no se pueden mezclar con las frutas—, en el caso de los **batidos verdes** las protagonistas son las hojas verdes.

Los batidos verdes tienen una enorme importancia para nuestra alimentación.

No he utilizado «comida cruda» a propósito, porque recomendaría los batidos verdes a cualquier persona, independientemente de su dieta habitual. Su color verde oscuro no invita demasiado a su consumo la primera vez, pero, si superamos las primeras impresiones y llegamos a la cata, el éxito está asegurado. (Yo les dije a mis hijos que es la bebida de Shrek.) A muchas personas les sorprende lo delicioso que es. La textura es cremosa y sedosa, su sabor es dulce y se puede notar al mismo tiempo el sabor de la fruta y el de la hoja verde.

Los batidos verdes tienen tres componentes: hoja verde orgánica, fruta dulce y agua

Ya escribí antes sobre la importancia de los productos elaborados ecológicamente. Una vez más, insisto sobre la importancia de usar al menos las hojas verdes ecológicas, para la elaboración del batido verde. ¡Las hojas verdes absorben la mayor parte de nitrato de los fertilizantes! Las ensaladas producidas a gran escala en invernaderos contienen fungicidas y también otros productos químicos. Es probable que el consumo de las hojas verdes no orgánicas en pequeñas cantidades no cause problemas, pero el consumo diario y abundante, debido al contenido de sustancias químicas puede perjudicar nuestros órganos excretores.

¿Por qué la hoja verde? Muchos de nosotros no somos conscientes de que todos los vegetales no tienen el mismo valor nutricional; de hecho, hay diferencia entre distintas partes del mismo vegetal. Los vegetales más valiosos son los vegetales de hoja verde. Muchas veces, en el caso de las hortalizas, los nutrientes son mucho más valiosos en sus hojas que en las raíces (zanahorias, remolacha, etc.)

La parte más valiosa de la hoja verde es la clorofila, que tiene un efecto poderoso alcalinizante y desintoxicante para nuestro cuerpo.

La **clorofila** es la sustancia verde de las plantas que transmite la energía solar hasta las células de la planta, garantizando el proceso de fotosíntesis. Quizá podríamos decir también que la clorofila es «la energía solar encerrada en el material» o la sangre verde.

El otro beneficio para la salud de la clorofila es su capacidad para aumentar el transporte del oxígeno. Con su consumo sistemático puede mejorar la oxigenación de nuestras células. Gracias a todas estas propiedades positivas la clorofila alivia la inflamación en el cuerpo y reduce el riesgo de desarrollar enfermedades cancerígenas. (El Dr. Warburg ha demostrado que el desarrollo patológico degenerativo en un entorno con alto nivel de oxígeno, encuentra dificultades. En el año 1931 logró el Premio Nobel por esta investigación.)

Sabemos que las hojas verdes tienen un contenido mineral muy alto (especialmente son ricas en calcio). Todas las hojas verdes pueden presumir de tener un alto contenido en proteína, además contienen aminoácidos individuales en una forma que se puede asimilar fácilmente. Las hojas verdes de la zanahoria contienen más betacaroteno que la zanahoria misma. El consumo regular de las hojas verdes restaura la producción de ácido gástrico, mejora la digestión, alcaliniza, y hace limpieza intestinal. (Fuente: Victoria Boutenco La revolución verde.)

Si las hojas verdes son tan sanas, entonces deberían ser uno de los principales alimentos del hombre. Sin embargo, apenas comemos verduras. Esto podría llevar a preguntarnos entonces **¿por qué no forman parte de nuestra dieta diaria?**

Creo que hay dos razones fundamentales para esto: el sabor fuerte de los alimentos verdes y su alto contenido en fibra que molesta al masticar.

Prueba un puñado de hojas crudas de zanahoria o espinaca. Bueno... no vas a sentir unas ganas irresistibles de tomar esto cada día. A mí, por ejemplo, me encanta la acedera cruda, pero no podría comer más de cinco hojas. De la acelga o de las ortigas todavía menos.

La otra razón es el alto contenido de fibra de las hojas verdes. La única manera de acceder a los nutrientes valiosos, que están encapsulados dentro de las células, sería masticarlo correctamente. Si quisiéramos comer un plato de espinacas (y suponiendo que nos agradase su gusto), emplearíamos bastante tiempo en masticar cada bocado de forma correcta. Si tenemos en cuenta que el contenido calórico de las hojas es bajo, tendremos un balance negativo, es decir, invertiríamos más energía en masticar las hojas verdes de lo que nos aportan.

¿Cuál es entonces la solución? ¡La solución son los batidos verdes! Victoria Boutenko descubrió que al batir juntas las hojas verdes y las frutas dulces, obtenemos unas bebidas muy sabrosas y extremadamente saludables. Las llamaba *green smoothies* o batidos verdes y escribió un libro sobre el tema: *La revolución verde*. Victoria, con esta solución, resolvió dos problemas a la vez (gusto y fibras): el gusto del batido verde es increíblemente delicioso. El sabor de la fruta dulce destaca sobre el sabor de la hoja verde y juntas combinan perfectamente.

Con el proceso de batido con la túrmix de las hojas se rompen las membranas de las células y de esta forma no tenemos que ocuparnos de su proceso de masticación. El batido verde es una bebida suave, cremosa y deliciosa. Es fácil de digerir, y por su alto contenido de clorofila a la vez que nos alimenta nos purifica: recarga nuestras células con valiosos minerales, proteínas y vitaminas. Nos llena de energía, enzimas frescas y nos alcaliniza. El consumo de los batidos verdes es una buena manera de implantar las hojas verdes en cantidad en nuestra alimentación diaria.

Independientemente de la dieta que estés siguiendo, tu cuerpo necesitaría un batido verde cada día. Consumiendo diariamente solo un vaso de batido verde darías un paso de gigante para alargar tu vida y mantener tu salud.

Los batidos verdes constituyen la parte más saludable de la alimentación cruda. Tienen bastantes ventajas, entre las que citamos las más beneficiosas para el organismo:

- Son de digestión fácil: durante el proceso del batido las fibras se rompen en partículas elementales y de esta forma la absorción de los valiosos nutrientes ya empieza en la boca.
- Las beneficiosas fibras solubles ayudan a los órganos excretores en sus funciones.
- El sabor dulce de la fruta compensa el sabor amargo que tienen las hojas verdes. ¡Delicioso!
- La clorofila en las hojas verdes aumenta la capacidad para transportar el oxígeno en la sangre y lo alcalinizan.
- El batido verde nutre y purifica al mismo tiempo el organismo.
- El batido verde fortalece el sistema inmunológico.

En los batidos verdes pueden mezclarse las frutas maduras con las hojas verdes. Hemos aprendido que la fruta se consume con el estómago vacío y sin mezclar con ningún otro alimento más. Muchas personas se hacen, por tanto, la misma pregunta. ¿Es por tanto incorrecto mezclar la fruta con las hojas verdes? La respuesta es clara: NO. Cuando escuchamos o leemos que la fruta no debe ser consumida con los vegetales, se están refiriendo a las verduras que contienen almidón tales como tubérculos, coliflor, brócoli y habichuelas, entre otras. Las hojas verdes de las plantas no contienen almidón y se pueden mezclar tranquilamente con cualquier fruta.

El otro componente de los batidos verdes es la fruta madura y dulce. No dudemos en utilizar la cantidad de fruta que queramos… Consumida junto con las hojas verdes las fibras ralentizan la absorción de azúcares, así nuestro aporte de energía será uniforme. Los carbohidratos simples que se encuentran en la fruta empiezan a ser absorbidos a través de la membrana mucosa oral y nos cargan de energía de forma inmediata.

El tercer componente de los batidos verdes es el líquido, el agua limpia. Podemos utilizar el agua Pi, agua alcalinizante, agua purificada mediante cualquier método, el agua del grifo filtrado de bajo contenido mineral o agua mineral sin gas o agua de manantial.

Consejos prácticos y recetas

Las plantas utilizables para las preparaciones de los batidos verdes (no es una lista exhaustiva)

- Espinaca, acedera, acelga, repollo, hoja de zanahoria, hoja de remolacha, hojas de rábano, lechuga, varios tipos de lechuga: lechuga escarola, lechuga romana, lechuga hoja de roble, canónigos, pak choi (repollo chino) y rúcula.
- Malas hierbas comestibles, plantas medicinales: la ortiga, diente de león, verdolaga, hierba pamplina, melisa.
- Hierbas aromáticas: perejil, hojas de apio, albahaca, eneldo, etc.
- Plantas medicinales: las plantas medicinales también pueden ser utilizadas para el batido verde tanto podemos poner las hojas directamente en el batido como utilizando como infusiones el líquido (ver con más detalle a partir de la página 96).

¡Las hojas verdes que deben evitarse!

- El cuerpo humano no contiene enzimas que desintegren las celulosas; por tanto, nosotros no podemos digerir las hojas verdes muy fibrosas (a diferencia de la jirafa y el elefante). Por consiguiente, las hojas de los árboles y arbustos se eliminan de la lista de las hojas comestibles, permaneciendo solo las hojas de las plantas herbáceas.

De entre estas, es necesario especificar por qué hay plantas que contienen una mayor cantidad de sustancias tóxicas y que, por tanto, hay que evitar.

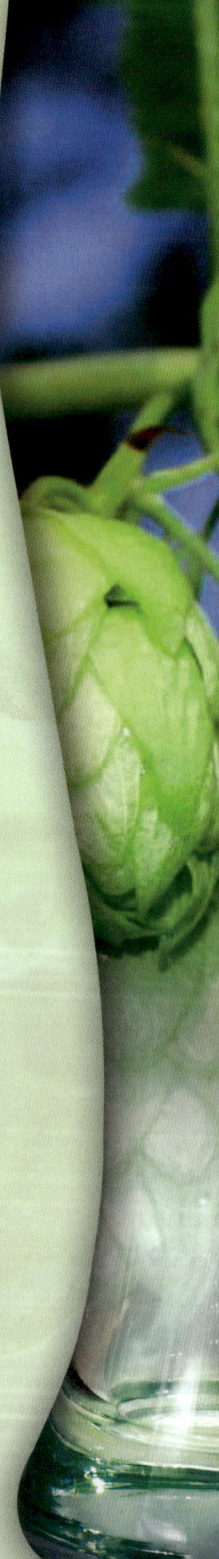

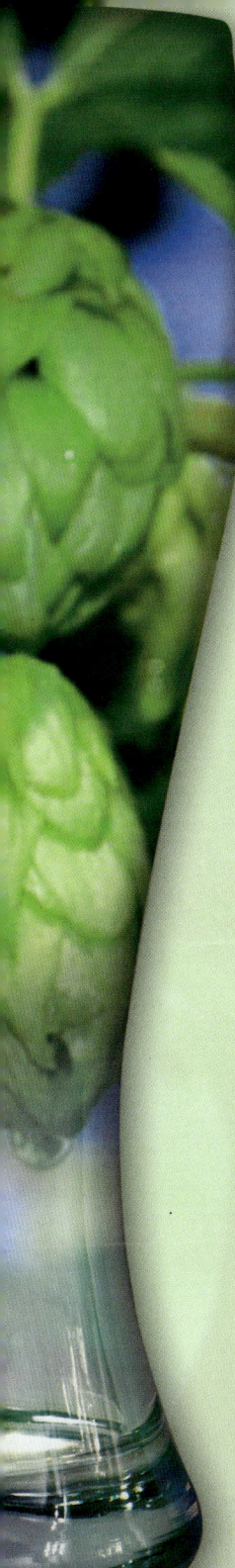

Plantas especialmente tóxicas:

– El eléboro negro *(Helleborus niger),* acónito común *(Aconitum napellus),* anémona de bosque *(Anemone nemorosa),* hierba golondrinera *(Chelidonium majus),* la hiedra común *(Hedera helix),* la cicuta *(Conium maculatum).* (Durante la Antigüedad la cicuta se utilizaba para las condenas o torturas. Platón escribió en el año 399 que Sócrates fue condenado a morir, con la toma de una infusión de cicuta.)
– La branca ursina *(Heracleum sphondylium),* boj común *(Buxus sempervirens),* euforbia *(Euphorbia cyparissias),* nueza o nabo del diablo *(Bryonia dioica) (Bryonia alba),* belladona *(Atropa belladonna),* beleño *(Hyoscyamus niger),* estramonio *(Datura stramonium),* dedalera *(Digitalis purpurea),* muguet *(Convallaria majalis).* (Fuente de documentación: Horst Altmann, *Pequeña guía de plantas y animales venenosos de Europa*).

(Durante mi investigación de las plantas tóxicas he descubierto una cosa interesante: la mayoría de las plantas venenosas se utilizan para elaborar productos homeopáticos. En altas dosis son tóxicas, pero, diluidas, funcionan como medicina.)

Las frutas dulces más utilizadas para la elaboración de batido verde son:

Plátano, manzana, pera, naranja, mandarina, kiwi, uva, melocotón, piña, mango, melón, frambuesa, fresa, cereza, ciruela, arándano, limón.

Muchas personas me piden recetas para elaborar batidos verdes. Es muy simple: tome cualquier hoja verde, con una fruta fresca, agua y mezcle batiendo hasta que quede una mezcla fina. Pero esta explicación a menudo no es suficiente.

Porque surgen algunas preguntas: ¿qué tipo de hoja verde?, ¿qué cantidad de fruta exactamente?, ¿en qué proporción? Es muy fácil reunir estas recetas y las variaciones son infinitas. ¿Cuáles son deliciosas? Casi todas. Me gustaría darte algunos consejos útiles, para que Tú MISMO puedas preparar sin recetas estos batidos verdes sanísimos, y al mismo tiempo deliciosos.

Algunos consejos útiles para que tus batidos verdes sean lo más saludables y deliciosos:

— Primero, poner en la batidora las frutas con poca agua y batir para obtener una pulpa densa. Si las hojas son grandes y sobre todo si tienen una fuerte nervadura, entonces se debe cortar con un cuchillo transversalmente, y solo después de esto podemos ponerla en la túrmix. Todavía tenemos una pulpa muy densa y debemos diluirla con un poco de agua para evitar que nuestra batidora se estropee. Cuando la consistencia esté totalmente suelta y homogénea, diluir con agua hasta que obtengamos una bebida densa pero suficientemente líquida para poder servir. Así te quedará cremoso, suave y sin grumos. De esta forma te saldrá incluso si no dispones de una túrmix potente. En este caso debes tener paciencia y seguir batiendo hasta llegar a la consistencia deseada. (Si pones toda el agua desde el principio, tu bebida no será tan cremosa.)
— Otro consejo más: 60% de fruta y 40% de hoja verde. Mantén esta proporción hasta el momento que en que sientas que necesitas más «sabor verde». Nuestro cuerpo está acostumbrado a las frutas, mientras que para el consumo de hojas verdes necesita un tiempo de adaptación.
  • Un día hice dos cursos, uno por la mañana para principiantes y el otro avanzado por la tarde.

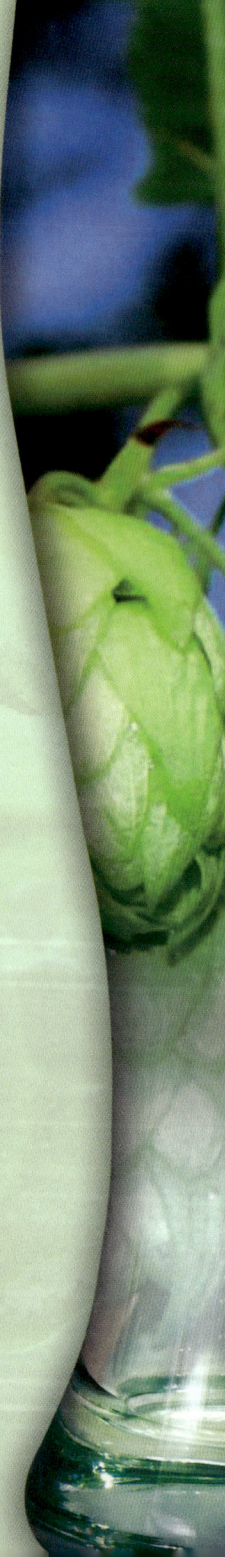

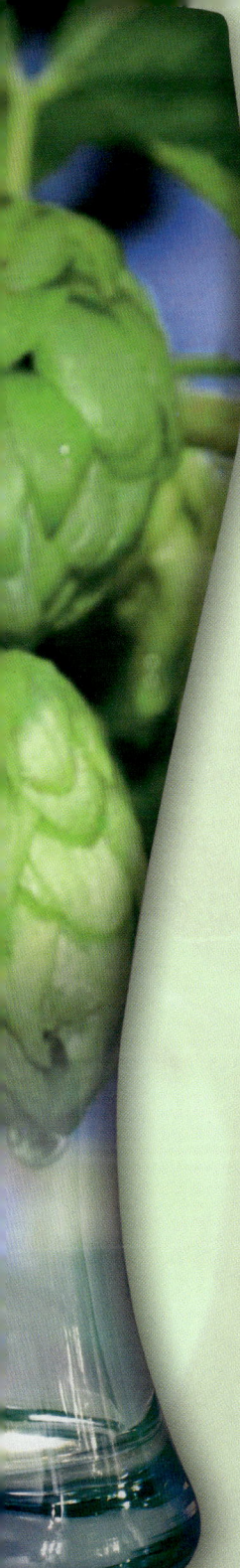

El batido por la mañana llevaba una cantidad de plátanos y de espinacas adaptado para los principiantes. Estaba delicioso, para mí era demasiado dulce, pero a los estudiantes les encantó. Algunos de este grupo se quedaron para el curso avanzado, en el que pusimos menos frutas en la túrmix y más hojas verdes, como endivia y lechuga romana. Sorprendentemente constataron que este no era tan dulce como el de la mañana, y el sabor verde era mucho más dominante, así que era un poco diferente del que habían probado por la mañana. Simplemente les dije: «Efectivamente, este es el grupo avanzado a quienes he enseñado el "batido verde avanzado"». A mí me gustaba mucho más este que el dulce de la mañana. Esto demuestra que cada persona está en un nivel diferente de adaptación a las verduras.

— Si deseas conseguir una bebida de digestión fácil, tienes que seguir el siguiente consejo. El batido verde más saludable solo tiene 3 componentes: hoja verde, fruta y agua. En el batido verde cualquier superalimento, frutos secos o frutas deshidratadas son inútiles. Según las reglas de asociación correcta de alimentos, las frutas solo podemos mezclarlas con hojas verdes, incluso no debemos mezclarlas con otras hortalizas, semillas o frutos deshidratados. De vez en cuando para una comida especial podemos desoír estos consejos, pero en el día a día, en el batido verde diario NO.
— Menos es más: en el batido verde no pongas más de dos tipos de hoja verde, y más de dos o tres tipos de fruta distinta. La mejor opción es un tipo de hoja verde y un tipo de fruta. Por supuesto debemos priorizar la armonía de sabores y de esta forma poner más, pero como máximo tres.

- Todo el mundo conoce la plastilina de colores para niños. Mis hijos la tienen y les encanta jugar con ella. Cuando mezclas solo dos colores, siempre sale un color especial y un tercer color todavía puede aportar algo interesante. Pero si se mezclan todos los colores de la plastilina, obtenemos un color parduzco, soso, un color no demasiado bonito y después ya no les gusta jugar más con ella. Lo mismo sucede con los ingredientes. Cuánto más ingredientes se utilizan menos sabrosa será la bebida resultante.
— ¡Alternemos los verdes! Cada hoja verde contiene distintos alcaloides. Esto lo proporciona la naturaleza, para que los animales no siempre coman el mismo tipo de planta, protegiéndose de la extinción. Estos alcaloides son fármacos en pequeñas cantidades, pero si mantenemos el consumo con regularidad pueden hacer daño. Por tanto, no se recomienda el consumo de un solo tipo de hoja verde todos los días, porque los materiales se acumulan en el cuerpo. ¿Qué quiere decir esto? Alternemos día tras día las hojas verdes y con la mayor variedad posible; cada día una distinta. Un día espinacas; otro

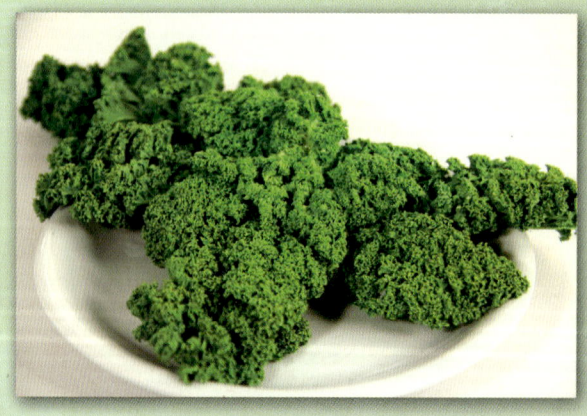

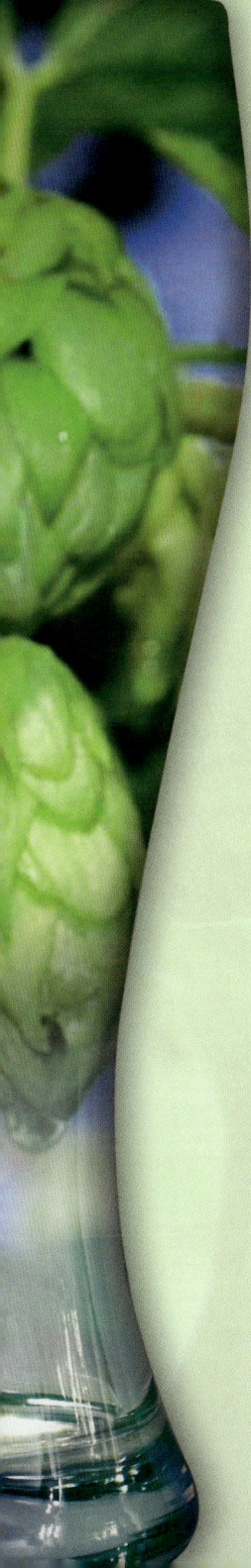

acedera, luego, a continuación, lechuga, hojas de rábano, col rizada, y de nuevo se puede volver a las espinacas y así sucesivamente. Afortunadamente, ahora se pueden comprar muchos tipos de hoja verde todo el año, de hecho, hay horticulturas ecológicas en el mercado ecológico, que se han especializado solo en la producción de hojas verdes. (Allí es donde la cola es siempre más larga. Son los amantes de los batidos verdes.)

— Si te gusta utilizar hierbas aromáticas, utilízalas siempre como una segunda opción, pero en poca cantidad, junto con las espinacas, por ejemplo. Un poco de menta o de eneldo da un sabor especial al batido verde, pero si la única hoja verde que vas a utilizar es, por ejemplo, eneldo o ajo silvestre, entonces ese batido verde va a ser imbebible.

Smoothies - Recetas de batidos verdes

Batido de Shrek – favorito de mi hija Nora

Mi hija mayor (14 años) está disfrutando mucho con los batidos verdes, aunque a ella también le gusta con muchas frutas y con pocas hojas verdes, pero eso no importa. Con su consumo regular ingiere muchas más hojas verdes que los demás amigos. Le gusta el sabor y que no le dé sueño después de tomarlo y siempre dice: «Si bebo batido verde, soy más rápida tecleando». (Esto es muy útil cuando hay más de una ventana abierta del chat con sus amigos.)

Entre las ventajas o los beneficios de la espinaca cabe destacar que contiene betacaroteno, ácido fólico, potasio, hierro, calcio, magnesio, B_6, y vitamina C; es anticancerígena y controla la presión arterial; fortalece el sistema inmunológico y preserva la salud de los huesos. Constituye una comida perfecta.

La frambuesa contiene calcio, magnesio, fósforo, potasio, B_3 y vitamina C. Ayuda a eliminar la mucosidad, las secreciones y las toxinas.

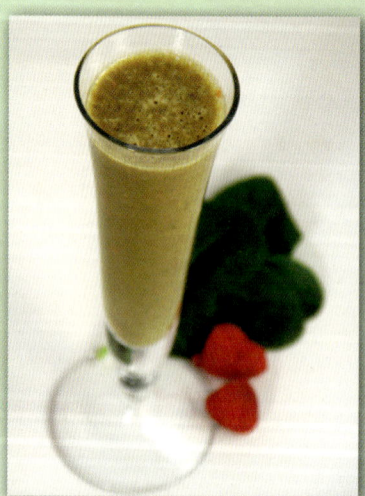

Ingredientes (para 1 ración):
1 plátano
30-40 g de frambuesas (puede ser congelada)
200 ml de agua
1 puñado de espinacas o canónigos

Preparación: Echar todos los ingredientes en la túrmix y batirlo hasta que quede una mezcla homogénea y fina. Dejar bastante densa, y dejar que la frambuesa se quede en la parte superior.

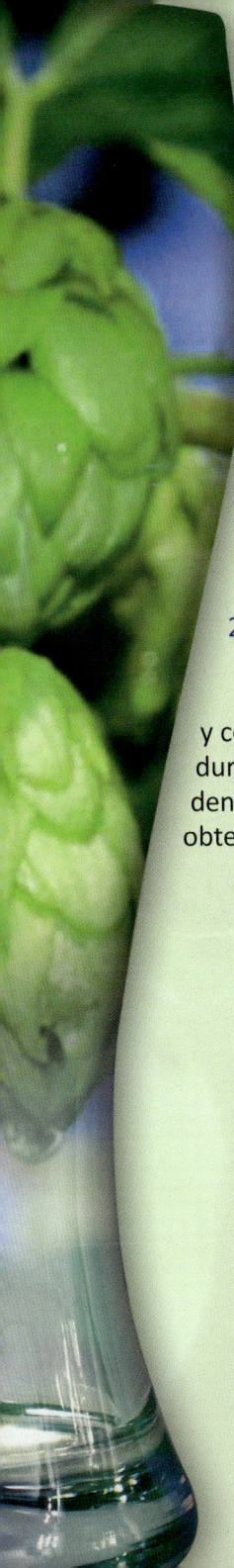

Batido verde de melocotón y menta

Este batido con cualquier tipo de fruta está bueno. He probado ya con ciruelas, fresas, y naranjas y también está muy bueno. Lo importante es que solo podemos poner algunas hojas de menta; de lo contrario, sentirás como si hubieras puesto un tubo de pasta de dientes en tu batido verde.

Ingredientes (para 1 litro):
 3 melocotones
 1 manzana
 200 g de hoja verde (como la acelga)
 4-5 ramas de hojas de menta
 2 vasos de agua

Preparación: Pelar bien los melocotones y las manzanas y con un poco de agua hacer un puré espeso. Añadir las verduras y la menta y seguir mezclando. Obtenemos así un puré denso, verde y sin grumos. Después podemos añadir agua para obtener la densidad deseada.

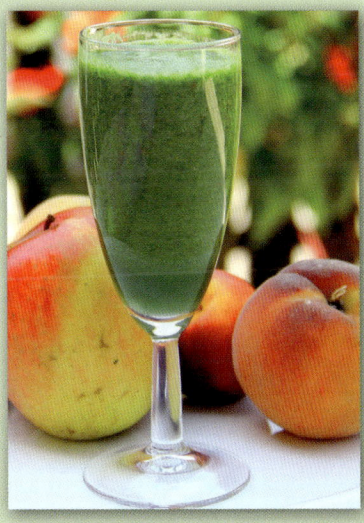

Batido de arándanos para rejuvenecer

«Mamá, ¿qué es eso?»
«Batido verde»
«¿Entonces por qué es de color púrpura?»
«Porque lleva arándanos...»

100 g de arándanos recién cogidos contienen aproximadamente 400 mg de antocianina (antioxidante). Las antocianinas inducen la síntesis de colágeno, que es esencial para la salud y el frescor del tejido conjuntivo y de la piel. Es antibacteriano y tiene efecto estimulante y circulatorio. Estimula las defensas del sistema inmune. Las antocianinas también son una protección para los ojos. En cada punto del organismo estimulan el suministro de sangre en los capilares; por tanto, en el fondo de ojo vascular ayudando también a la regeneración de la retina.

El fruto del arándano también contiene catequinas, pectinas, compuesto de fibras vegetales, ácidos de fruta y azúcares. Contiene vitaminas de A, B_1, C, y la vitamina D, ácido patogénico y hay nicotinamida en abundancia. En la medicina popular es un remedio antidiabético. Ralentiza el proceso de envejecimiento del organismo, su consumo está recomendado para prevenir y en su caso tratar la enfermedad de Alzheimer y de Parkinson. Los estudios en animales han demostrado que el consumo de arándanos ayuda a mantener el bienestar físico y mental, así como una buena memoria.

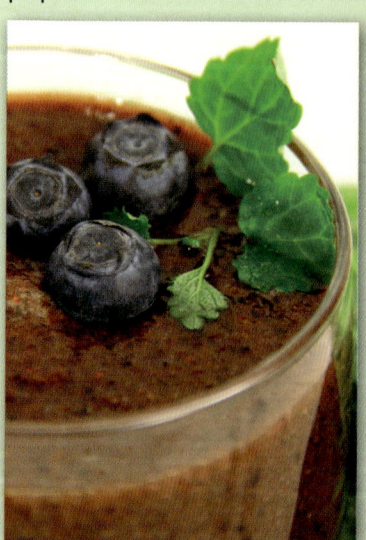

Ingredientes:
100 g de arándanos frescos
2 manzanas
4-5 hojas de pak choi (o de otro tipo hoja verde)
2 vasos de agua

Preparación: En primer lugar, poner en la túrmix la fruta con poca agua, a continuación las hojas y al final el resto de agua. Obtenemos una bebida oscura y espesa muy saludable.

Las hojas de pak choi son similares a la acelga. Su época es especialmente en otoño e invierno. Tiene un alto contenido en vitamina C. El sabor del arándano es muy intenso, así que el sabor menos popular de las coles en general también se adapta muy bien con esta fruta.

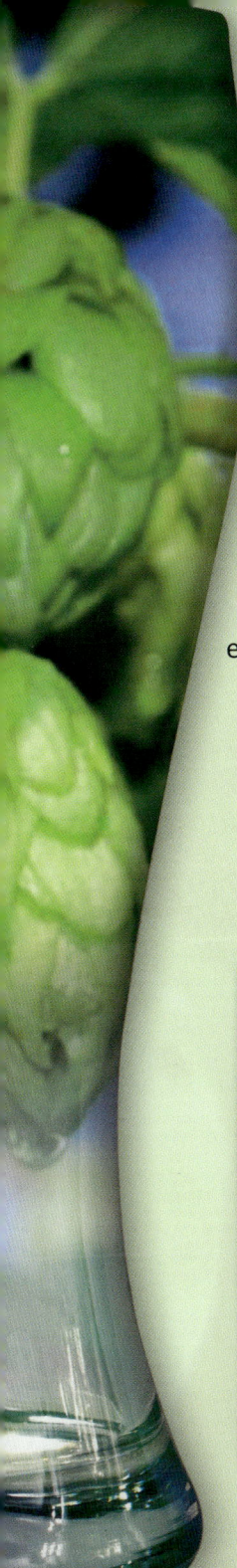
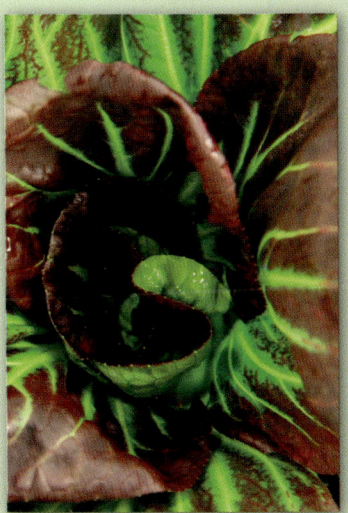
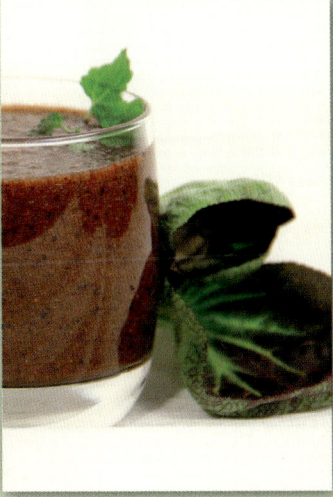

Batido verde de jengibre y limón

¡Es una verdadera fiesta de sabores! El jengibre con el limón aporta una experiencia especial y lo recomiendo a todo el mundo, con mucho cariño.

El jengibre es uno de los mejores remedios antiespasmódico y analgésico natural e impide la fermentación. También es bueno para evitar la diarrea. Como antiespasmódico es excelente, tanto para dolores intestinales o de tipo menstrual. Mejora la memoria y agudiza los sentidos. Es un alimento que da calor, por lo que su consumo está especialmente recomendado para el invierno.

Ingredientes:
2 manzanas
½ jugo de limón
1-2 cm de cáscara de limón
2-3 hojas de acelga
1 plátano (opcional)

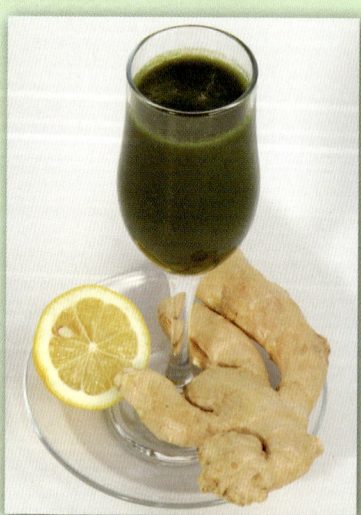

Preparación: Batir las hojas con un poco de agua hasta que quede homogénea y fina, entonces añadir las frutas.

Utilizar el plátano si queremos endulzar la bebida.

Batido verde de apio y col crespa (o kale)

Recomiendo este batido verde por su alto contenido de fibra vegetal. El gusto de la col rizada y el sabor del apio se fusionan y se complementa con el sabor de las frutas dulces. Las fibras de col verde son más fuertes; por tanto, recomiendo el plátano que hace el batido sedoso y cremoso.

La col crespa es una gran fuente de nutrientes importantes, tales como las vitaminas A, C, E, K y B_6, de proteínas vegetales y de fibra alimenticia. Nos suministra minerales, tales como manganeso, hierro, calcio, cobre y potasio.

Ingredientes:
  2-3 tallos de apio
  1 hoja grande de col rizada
  2 plátanos
  1 naranja o manzana

Preparación: Cortar las hojas de apio en rodajas para que las fibras longitudinales queden lo más cortas posible. Con las frutas y con un poco de agua batir hasta que quede suave.

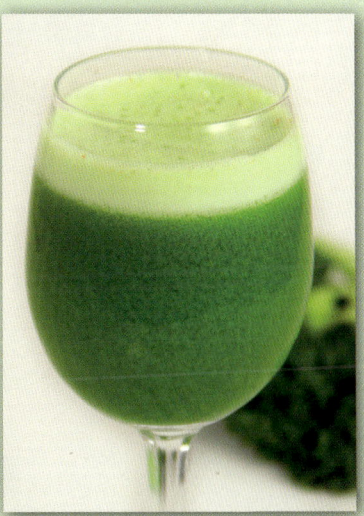

Batido verde con jugo de hierba de trigo

Las fibras del pasto de trigo no son aptas en cantidad para el consumo humano, por este motivo primero extraemos su jugo mediante un prensador y después lo mezclamos con el batido verde.

Haz cualquier batido verde y vierte 1-2 cucharadas de jugo de hierba de trigo. Tómalo en el momento, porque las vitaminas, las enzimas del jugo de pasto de trigo, se empiezan a oxidar inmediatamente y, por tanto, pierden su valor.

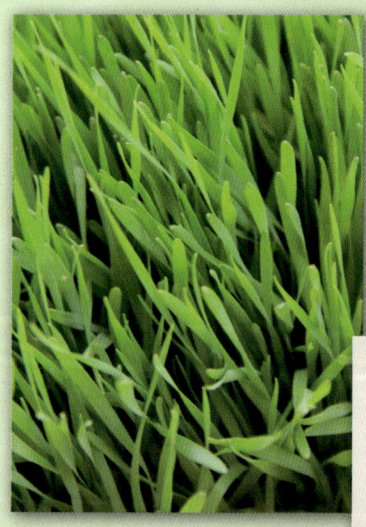

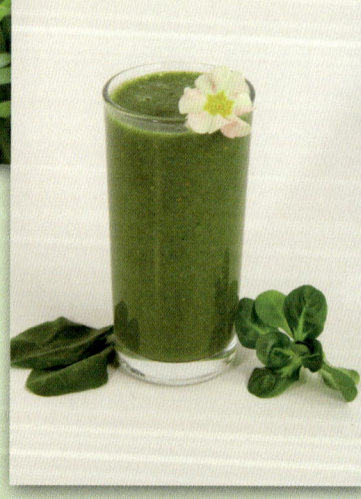

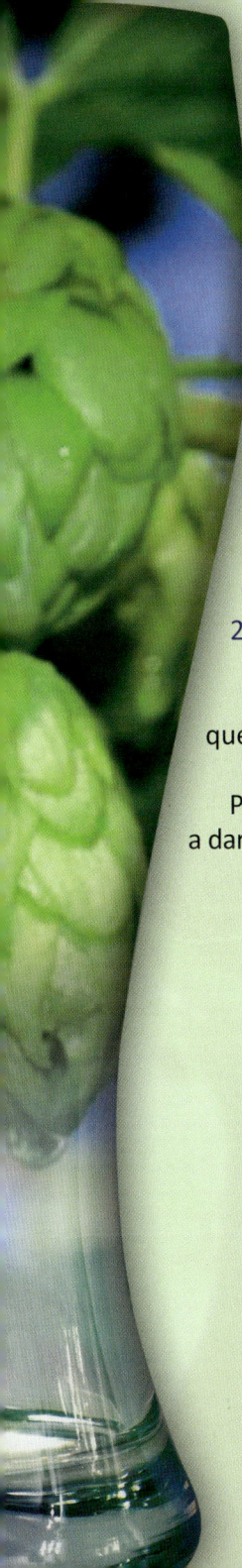

Batido verde sedoso con naranja

El punto fuerte de esta bebida está en las espinacas baby. Las fibras de espinacas baby son muy finas, se pueden batir perfectamente con la túrmix y el batido quedará totalmente cremoso. El sabor y la textura serán aún más deliciosos al añadirle los plátanos. Si haces un batido verde por primera vez para alguien, esta será una buena elección. A los niños les encanta.

Ingredientes:
- ½ naranja (o 1 manzana despepitada)
- 2 plátanos
- 100 g espinaca baby
- 200-300 ml agua

Preparación: Batir los ingredientes en la túrmix hasta que quede suave.

Podemos prepararlo también con otras frutas. Lo que le va a dar un gusto singular son las hojas pequeñas de las espinacas.

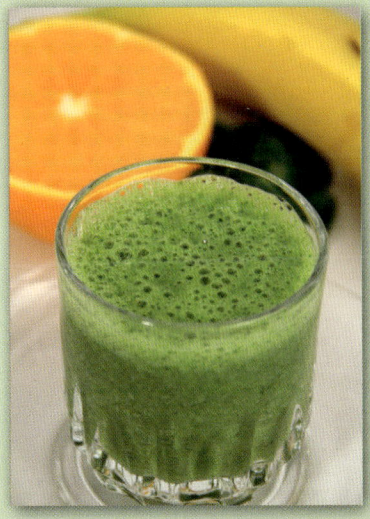

Repollo con frutas amarillas

En invierno, cuando es más difícil conseguir hojas frescas, debemos intentarlo con el repollo. Utilicemos las hojas oscuras junto con frutas de sabor intenso. Si leemos los beneficios para nuestro organismo, no podemos citar ni una razón para no poner repollo en nuestros batidos verdes habituales.

Las coles son ricas en calcio y magnesio y fortalecen los huesos. Tienen un efecto muy bueno sobre la presión arterial y regulan el funcionamiento del corazón. Tienen mucho betacaroteno, vitamina A y E. El contenido de vitamina B es bueno para el sistema nervioso y para el sistema digestivo.

El caqui es una fruta especial de un bonito color naranja. Su pulpa es dulce y jugosa. Solo puede ser consumido cuando está maduro. Tiene un alto contenido en vitamina C y betacaroteno y en el batido adquiere una textura sedosa. Combina muy bien con el repollo y también con la naranja.

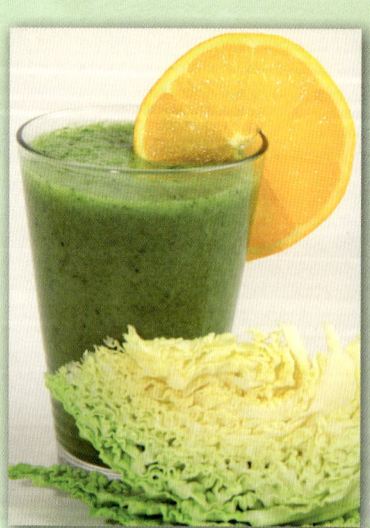

Ingredientes:
½ naranja
1 caqui grande
2 hojas de repollo de tamaño medio
200-300 ml agua

Los nervios del repollo son fuertes y tendremos que eliminarlos con un cuchillo. Preferentemente debemos utilizar las hojas verde oscuras que están en el exterior.

Pelar la naranja, quitar la piel del caqui, trocearlo y echarlo en la túrmix. En el primer paso hacemos un batido denso solo de frutas. Si es necesario, añadir agua. Después agregar a esta masa las hojas de repollo y un poco de agua más. Batir hasta que sea una masa homogénea y solamente añadimos más agua cuando no haya más trozos de fibra en nuestro batido.

Podemos utilizar otras frutas, manzanas, plátanos, mandarinas y limones. Ponemos la túrmix a funcionar hasta que quede completamente lisa, sin grumos. Esto puede tardar hasta 1-2 minutos.

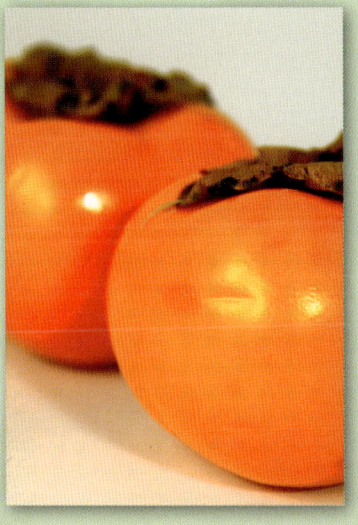
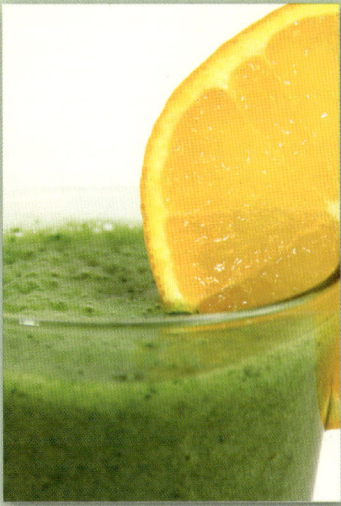

Hierbas medicinales en el batido verde

Podemos aumentar los beneficios de los batidos verdes completándolos con plantas medicinales. Ya sea fresco o hierba seca, lo podemos poner directamente en la túrmix, o también se puede utilizar como infusión en lugar del agua.

Las malas hierbas medicinales y comestibles —que se toman como infusión y que se han consumido durante miles de años por la humanidad— tienen un alto contenido mineral (que dependen principalmente de la tierra, la ubicación de la recogida, y procesamiento etc.), por no hablar de su impacto y numerosos beneficios terapéuticos para la salud. Podemos potenciar el efecto beneficioso de los batidos verdes con infusiones medicinales, incluso con la planta misma. Podemos experimentar varias posibilidades.

Aquí me gustaría destacar que el uso de las hierbas requiere atención, debemos utilizarlas con precaución y para su consumo con regularidad debemos pedir la opinión de un especialista.

Propuesta:

Si ponemos las hierbas directamente en la batidora, debemos prestar atención a la cantidad utilizada. Como recomendación general en la preparación para una persona, es suficiente 1 cucharada (3-4 g) de hierbas secadas mezcladas con 250 ml de líquido. Hay que tener en cuenta esta proporción para calcular la cantidad de agua en cada batido.

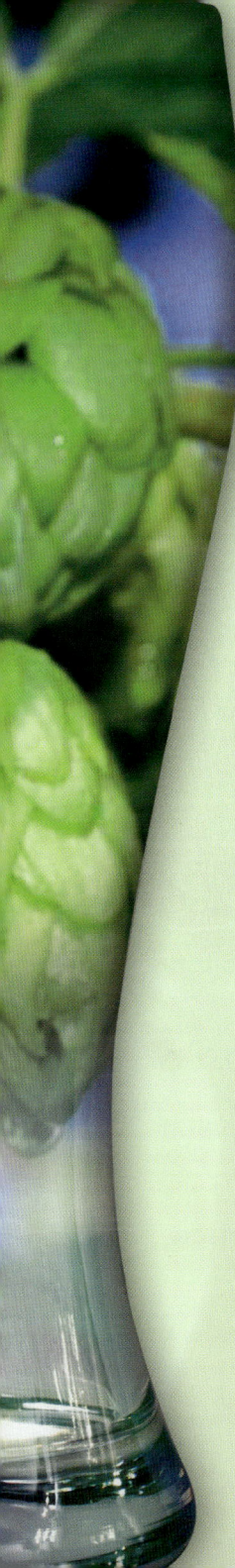

Cantidad recomendada

- *Hierbas secas*: tenemos que calcular el agua necesaria para nuestro batido y según esta cantidad podemos calcular la cantidad de hierbas secas.
- *Hierbas recientemente escogidas*: 1 pequeño puñado, como si lo hiciéramos para la ensalada (por ejemplo: pamplina, melisa, ortiga, menta, ajo silvestre, etc.).
- Aconsejo, por la cantidad de agentes presentes en las hierbas medicinales, enriquecer solo nuestros batidos verdes 1 o 2 veces por semana. (Hay hierbas medicinales comestibles, sin restricción en el tiempo y hay otras que son recomendadas específicamente en un tratamiento de curación.) Si no están dirigidas a curar específicamente una enfermedad —tales como enfermedades del hígado, diabetes o problemas de presión arterial, etc.—, entonces se recomienda alternar de la misma forma que alternamos las verduras en los batidos verdes.

Es importante que elijamos y usemos las hierbas siempre con el objetivo y para el uso adecuado. En la cantidad de hierbas utilizadas se debe tener en cuenta el peso corporal, la edad y la situación vital de cada uno. Debido a que hay algunas plantas medicinales que:

- Las mujeres embarazadas y las madres lactantes no lo pueden tomar.
- Si estamos tomando ciertos medicamentos para curar alguna enfermedad, no podríamos utilizarlas.

¿Cómo preparar nuestra infusión de hierbas para los batidos verdes?

En las guías de cómo preparar las hierbas está descrita tanto la forma de prepararlas como la medida que debemos utilizar. Los mencionados aquí son solo algunos ejemplos.

- *Maceración en frío* (el agua previamente hervida se deja enfriar, echamos la hierba medicinal y la dejamos en remojo al menos 10-12 horas), tales como la rosa canina, muérdago blanco.
- *Infusión* (vertemos agua caliente sobre la hierba o de té, y después se filtra inmediatamente): por ejemplo, ortiga, pamplina, hierba de limón, saúco, hojas de frambuesa, hojas de mora, lavanda.
- *Cocción* (una cantidad específica de agua y un tiempo prescrito para hervir el té): podemos preparar la corteza de Lapacho —que da un sabor de vainilla al batido verde— u otras cortezas y té de raíces.

Se puede conseguir más sustancia activa de la planta medicinal si la preparamos por maceración en frío y posteriormente mezclamos la hoja macerada con la infusión una vez que esté fría.

Plantas medicinales y hierbas comestibles, sin que la lista sea exhaustiva:

- **Achicoria** *(Cichorium intybus):* usados para el hígado y la bilis.
- **Ajo silvestre** *(Allium ursinum):* fortalece el sistema inmune; tiene efectos antibacterianos y antivíricos, reduce la presión arterial.
- **Bardana comestible** *(Arctium lappa)*.
- **Caléndula** *(Calendula):* un antiinflamatorio, estimulante inmunológico.
- **Cuchillas** *(Galium aparine):* problemas de tiroides, articulaciones, limpieza del sistema glandular, problemas del cutis.

- **Cuchillas comunes** *(Galium mollugo):* problemas de tiroides, limpieza de las glándulas.
- **Espino** *(Crataegus monogina):* el final de la rama floral reduce la presión arterial alta y el nivel de colesterol, controla el ritmo cardíaco, limpia las arterias y la coronaria.
- **Hojas de frambuesa** *(Rubus idaeus):* suavemente diurético, desintoxicante, y se usa contra la gota y el reumatismo.
- **Hoja de nogal** *(Juglans regia):* antiinflamatorio, regeneración, desintoxicación.
- **Langosta del Negro** *(Robinia pseudoacacia):* se usa en la acidosis y la tos.
- **Lavanda** *(Lavandula officinalis):* fortalece el sistema inmunológico, calma la ansiedad, se usa para combatir la falta de apetito, en caso de dolor de cabeza puede ser un medio eficaz.
- **Llantén** *(Plantago lanceolata):* limpia las vías respiratorias, las alergias, fortalece el sistema inmunológico.
- **Lúpulo** *(Humulus lupulus):* calmante, estabiliza el sistema endocrino.
- **Manto de la virgen** *(Alchemilla vulgaris):* beneficia el sistema endocrino, refuerza el sistema inmunológico, usado en problemas de menstruación.
- **Manzanilla** *(Matricaria recutita):* antiinflamatorio y regenerante.
- **Melisa** *(Melisa officinalis):* calmante, estimula el sistema inmunológico, antiinflamatorio, se recomienda contra la falta de apetito.
- **Menta:** Hay muchas variantes, las más comunes son: Hierbabuena *(Mentha spicata),* menta *(Mentha piperita),* hierba gatera *(Nepeta cataria).*
- **Milenrama** *(Achillea millefolium):* la inflorescencia contiene ingredientes activos fuertes.
- **Mora** *(Rubus fruticosus):* utilizado para la gota y reumatismo.

- **Ortiga** *(Urtica sp.):* limpia la sangre, tiene propiedades para la desintoxicación, bueno para la gota y el reumatismo, disminuye la presión arterial; es excelente para la restitución del hierro.
- **Pamplina** *(Stellaria media):* excelente en la reducción del colesterol.
- **Saúco** *(Sambucus nigra):* sudorífero; se utiliza contra la tos.
- **Tilo** *(Tilia cordata):* sudorífero, antiinflamatorio, estimulante inmunológico, calma la tos.
- **Tomillo** *(Thymus serpillum):* utilizado para problemas de la garganta y sistema respiratorio, estimulante inmunológico, antiinflamatorios, antibacterianos y tiene efecto antiviral.

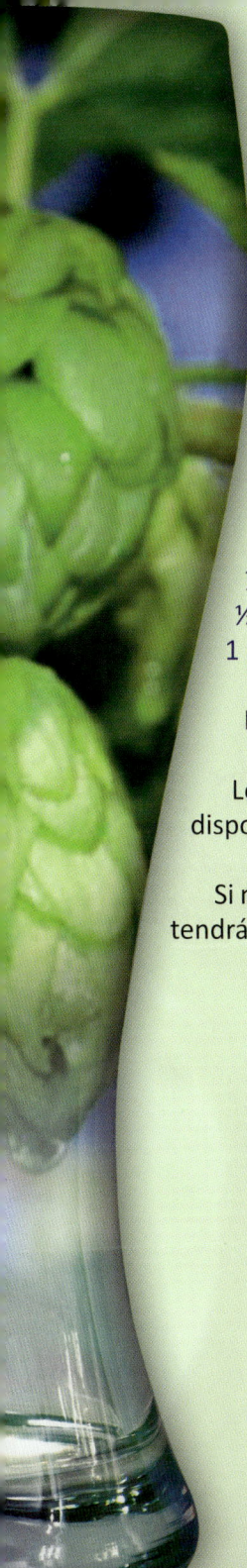

Batido verde —con infusión de Jara— para un sistema inmunológico fuerte

La jara *(Cistus incanus)* es conocida por sus efectos excelentes antibacterianos, antivíricos y antiinflamatorios. Tiene un alto contenido en polifenoles (vitamina P) que beneficia el sistema inmunológico. Asimismo, es excelente contra los trastornos intestinales.

Ingredientes (para aprox. 300-350 ml de bebida):
200 ml infusión de jara
½ manzana dulce
½ pera dulce
½ plátano
1 puñado de hojas de colirabano

Mezclar todos los ingredientes bien y servir.

Los ingredientes y el sabor se pueden cambiar según la disponibilidad de frutas de temporada.

Si no echamos en nuestro batido suficiente fruta dulce, este tendrá un leve sabor alimonado.

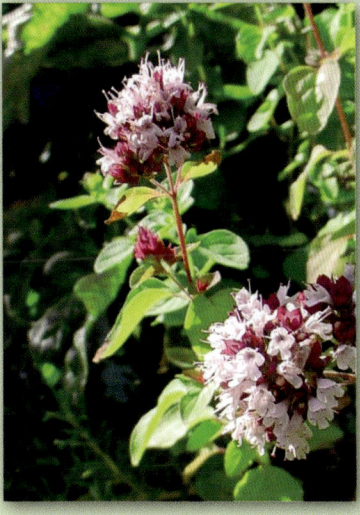

Batido verde - con infusión de pamplina

La hierba de pamplina tiene un sabor muy específico. Se utiliza para reducir el nivel de colesterol. Beneficia la función biliar, el hígado y el páncreas. Ayuda en la absorción de hidratos de carbono es diurético y purifica la sangre.

Ingredientes (para aprox. 300-350 ml de bebida):
200 ml infusión de pamplina
½ manzana dulce
½ plátano
1 manojo de espinacas

¡Delicioso! En el triplete habitual de manzana-plátano-espinacas con audacia se puede usar también cualquier infusión de hierbas. En este caso con la pamplina tendremos éxito, obtendremos una bebida deliciosa y nutritiva. De vez en cuando podemos sustituir la totalidad de las hojas verdes con la pamplina (sin espinacas).

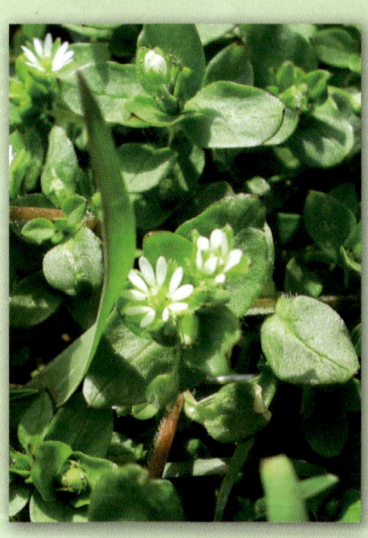

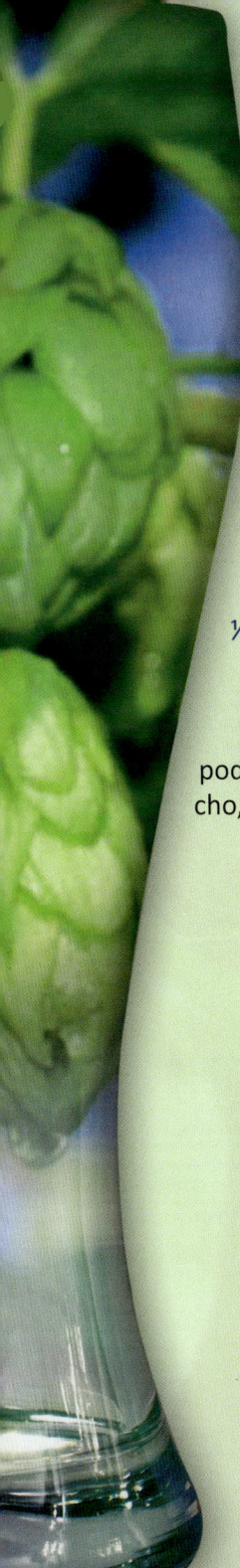

Batido verde - con el té Lapacho

Para el té se utiliza solamente la corteza interior del árbol Lapacho, una planta medicinal muy eficaz en caso de inflamación o enfermedades intestinales. Ofrece resultados excelentes en caso de cándida y otras enfermedades causadas por hongos. Tiene un sabor delicioso de vainilla. Esta corteza no se puede poner directamente en la batidora, antes tenemos que hervirlo y solo podemos usar el té filtrado.

Ingredientes (para aprox. 300-350 ml de bebida):
250 ml té de Lapacho (previamente hervido y filtrado)
1 puñado hojas de apio
½ manzana

Se puede añadir una naranja dulce según el gusto.
El apio da un sabor muy específico a este batido, lo que podremos variar a nuestro gusto. El sabor armónico de Lapacho, sin embargo, suaviza el sabor duro y fuerte del apio.

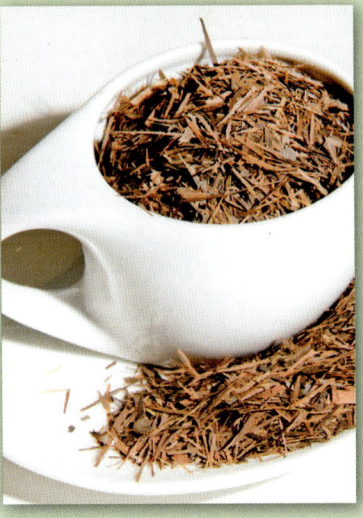

Batido verde con melisa

La melisa es una planta medicinal muy versátil. Calmante, fortalece el sistema inmunológico. Por tanto, indirectamente reduce la presión arterial. Es un poco diurética también. En caso de inflamación intestinal o trastornos relacionados con el estrés es una de las hierbas medicinales recomendadas. Además, tiene efecto antibacterial.

Ingredientes (para aprox. 300-350 ml de bebida):
250 ml infusión de melisa
1 manojo de acelgas o lechuga romana
1 manzana dulce
jugo de limón al gusto

Obtendremos una bebida de sabor un poco amargo, que es refrescante y nutritiva a la vez.

Aquí, por supuesto, podemos utilizar la melisa fresca.

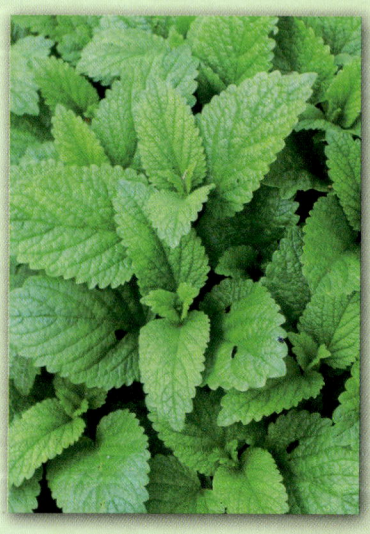

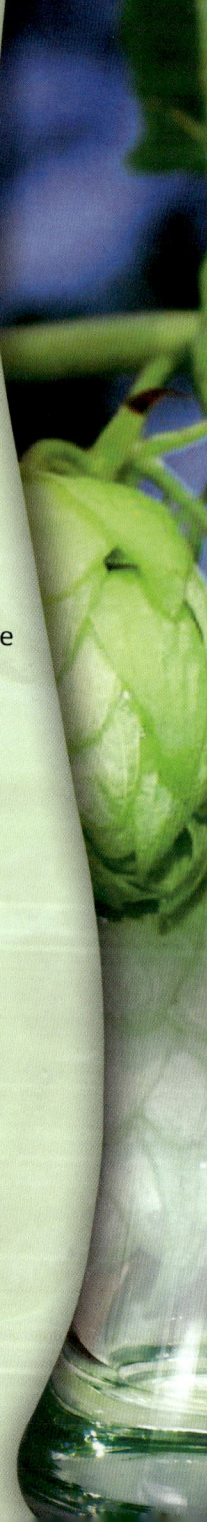

Batido verde – con llantén

El llantén es una de las hierbas medicinales más efectivas en la limpieza de las vías respiratorias, y fortalece el sistema inmunológico. Podemos utilizarla en caso de afecciones de pulmón, garganta o vías respiratorias. Además, tiene propiedades para la regeneración celular, y es antiséptico.

Ingredientes (para aprox. 300-350 ml de bebida):
250 ml de infusión de llantén
1 manojo de hojas de espinacas o de zanahoria
½ manzana
½ pera y otras frutas dulces al gusto

El llantén tiene un sabor característico. No es muy fuerte, pero es muy distinta.

Poniendo miel en nuestro batido podemos endulzar e incrementar las propiedades de la planta medicinal. (La miel aquí no solamente tiene el papel de endulzar, sino que también fortalece los efectos antibacterianos, antivírica, y además es una bomba de elementos minerales, calma la tos y ayuda a eliminar el catarro en las vías respiratorias.)

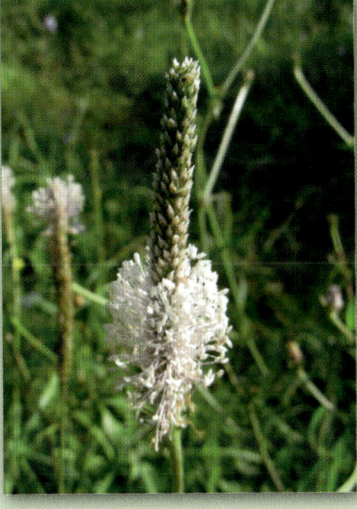

Gracias a Agnes Beleznai, naturópata, por la ayuda proporcionada en el capítulo de hierbas medicinales.

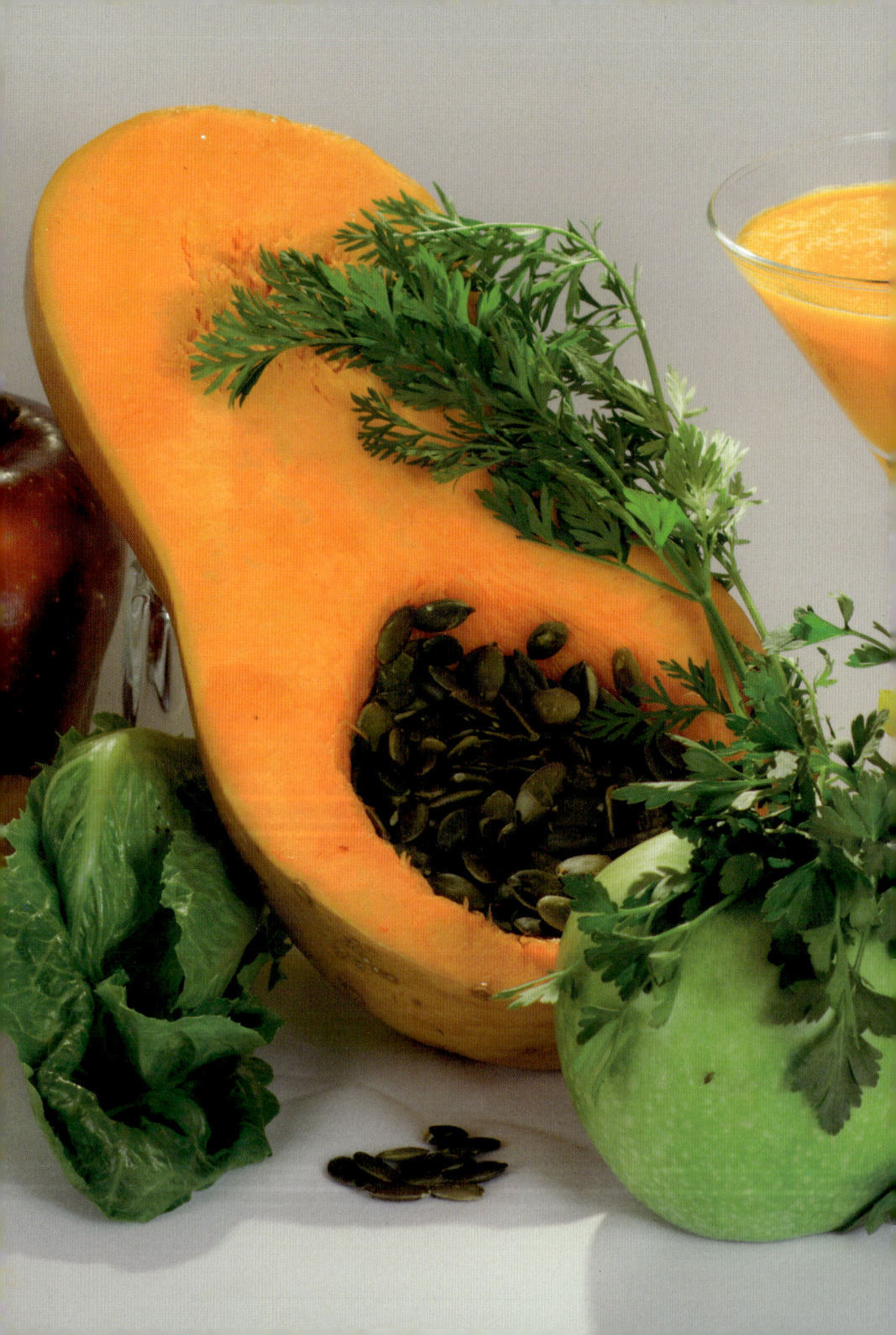

La importancia de los jugos filtrados

Al contrario de los batidos o *smoothies,* en los jugos filtrados la pulpa se filtra y después se desecha. ¿Por qué es necesario cuando las fibras vegetales son beneficiosas? Podemos tener varias razones; por ejemplo, no queremos consumir fibra en el momento del ayuno. En este caso no comemos alimentos sólidos, fibras tampoco y nuestro aparato digestivo deja de funcionar. Otra razón puede ser que nos gustaría beber varios litros de jugo filtrado: nuestra dieta contiene suficiente fibra, comemos ensaladas, platos de verduras crudas o cocidas, y tomamos una cantidad significativa de batidos. Si es el caso y nos gustaría obtener más vitaminas, minerales, la solución más ligera es tomar un vaso de jugo filtrado antes que tomar un vaso de batido.

¿Por qué es tan importante tomar mucha bebida vegetal filtrada durante la desintoxicación?

Durante el ayuno las toxinas ácidas desaparecen del almacenamiento ácido y entran en la circulación sanguínea. Nuestro organismo se esfuerza por equilibrar el valor pH de la sangre, con lo que trata de compensar la acidez: quitando de los dientes y de los huesos el calcio. En este caso hay que asegurarse de que los líquidos ingeridos, tés, jugos de verduras tengan un efecto alcalinizante, es decir, que contengan minerales en cantidad adecuada. Si procedemos de esta forma, los ácidos liberados durante el ayuno no sobrecargan nuestro organismo.

Bebidas alcalinizantes: Jugo de pasto de trigo, tés alcalinizantes y todos los jugos vegetales que contienen clorofila.

Bebida de Hipócrates
(recomendado para el ayuno)

En el Instituto Americano de Hipócrates (Hipócrates Health Institute) es una de las bebidas más consumidas, y esto no es una casualidad. Es una bebida excelente como remedio contra la sed, un aumento de los minerales y limpiador de organismo. Es uno de los elementos más importantes de la desintoxicación.

1 gran manojo de apio con las hojas incluidas.
2 pepinos
un trozo de jengibre fresco aproximadamente 2 cm
1 puñado de brotes de girasol germinados

Preparación: Trocear las verduras y poner en el prensador de zumo para exprimir el jugo. (Se puede utilizar tanto el prensador del zumo o la licuadora. Si utilizamos la licuadora, entonces los brotes de girasol germinados no los ponemos dentro, sino comerlos en el mismo tiempo.)

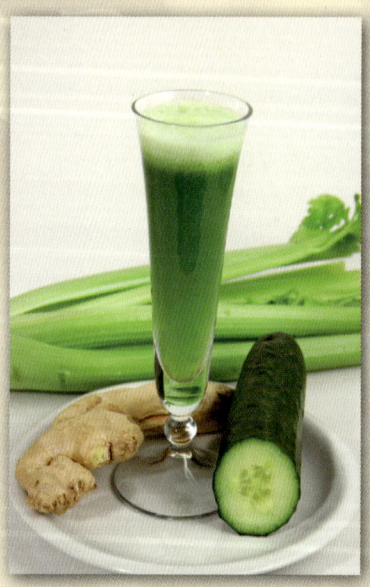

Los efectos terapéuticos del apio se manifiestan consumiéndolo en el estado crudo. De hecho, está lleno de materia orgánica, sales minerales, que contribuyen altamente en la desacidificación de la sangre. Pero su mayor valor está en su contenido de sodio orgánico, y la absorción del calcio es mucho más eficiente cuando el sodio orgánico está presente. El equilibrio del nivel ácido-alcalino de la sangre se desequilibra cuando la mayor parte de nuestra dieta es de proteína y durante mucho tiempo, o su contenido es puro almidón o carbohidrato, y con el exceso de ingesta del azúcar refinado. El zumo de apio se equilibra rápidamente el nivel ácido-alcalino de la sangre. Si este equilibrio no se produce, se puede desarrollar una serie de síntomas o enfermedades.

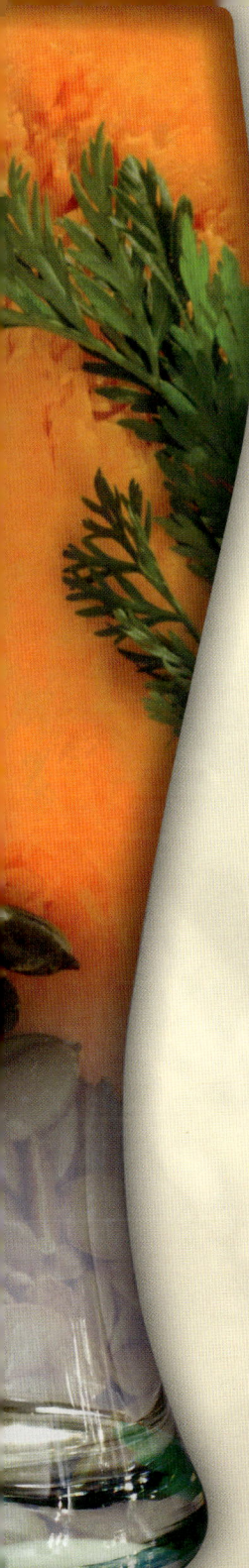
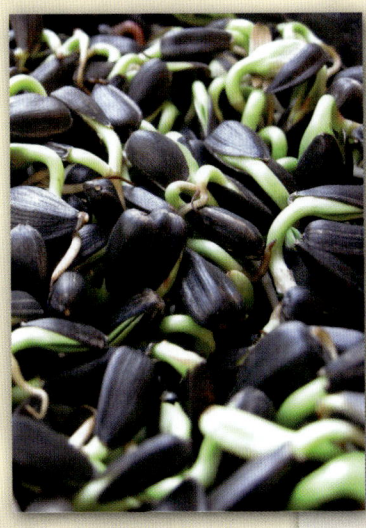

Zumo de tomate con hierbas de especias frescas (recomendado para el ayuno)

Un zumo vegetal delicioso, refrescante, lleno de vitamina C, calcio y hierro.

Ingredientes:
4 tomates
1 pimiento
1-2 ramitas de hojas frescas de apio
1 manojo pequeño de perejil
pequeño puñado de hojas de albahaca
1-2 dientes de ajo (opcional)

Preparación: Poner en el prensador de zumo los tomates, los pimientos y las hojas verdes (no recomiendo la licuadora por el alto contenido de agua de los ingredientes), y recuperar el jugo de los vegetales.

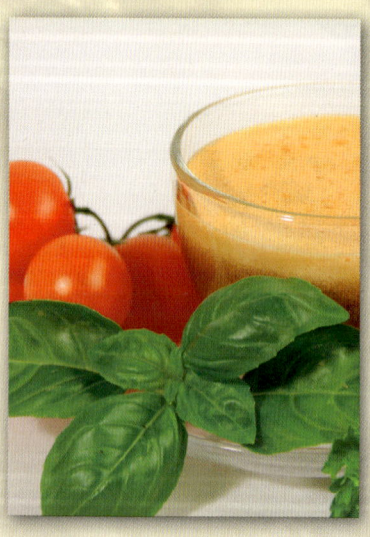

El cóctel de jenjibre
(durante el ayuno, solo con moderación)

Este cóctel es un «clásico» de los jugos vegetales. Esta preparación tiene que ser tu primera preparación, y lo recomiendo a todos. Hay que coger la costumbre de que durante las compras semanales en la cesta entre el jengibre fresco también, ya que no forma parte de los ingredientes de la cocina tradicional. ¡Sin embargo, la zanahoria y la remolacha sí!

La remolacha es una excelente fuente de calcio, magnesio, hierro, fósforo, manganeso, potasio, ácido fólico y vitamina C. Excelente limpiador intestinal, elimina las piedras en los riñones y favorece la sanguificación. Desintoxica el hígado y la vesícula biliar. Debido a su alto contenido de azúcar, no es recomendable durante el ayuno; sin embargo, por sus efectos de desintoxicación sí. Conveniente beber un vaso por la noche antes de ir a la cama.

No puede faltar en ningún libro de zumos esta receta, un terceto de remolacha - zanahoria - manzana. Ya que es una gran bebida, pero con el jengibre tendrá un sabor especial, único y refrescante.

Ingredientes:
2 remolachas medianas
2 zanahorias grandes
1-2 cm trozo gordo de jengibre fresco
1 manzana mediana

Preparación: Pelar los ingredientes y echarlos con fuerza al exprimidor de nuestra máquina (o sea, al prensador de zumo o la licuadora).

¡Recomiendo beberlo en frío!
En frío es mucho más bueno.

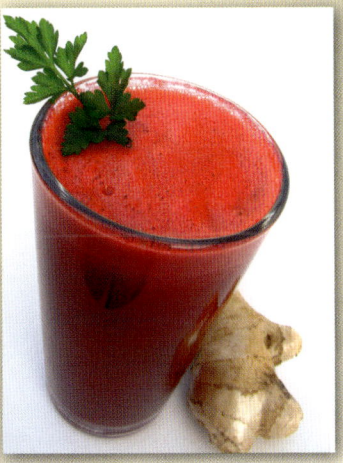

Zumo de repollo
(recomendado por el ayuno)

El repollo es un a verdura valiosa, pero mucha gente no le gusta. Sin embargo, este jugo preparado lo recomiendo porque en la compañía de frutas no se nota tanto el gusto fuerte del repollo.

El consumo de repollo crudo desintoxica el estómago y la parte superior del colon, mejora la digestión. Se estimula el funcionamiento sistema inmune, tiene efecto antivírico y antibacterianas, es un potente anticáncer y lleva antioxidantes. ¡Es la comida perfecta!

Ingredientes:
2-3 hojas de repollo verde
2 manzanas ácidas
1 naranja madura

Preparación: Envolver como si fuera un rollo las hojas de repollo y junto con la fruta forzamos a través del prensador de zumos (o en la licuadora).

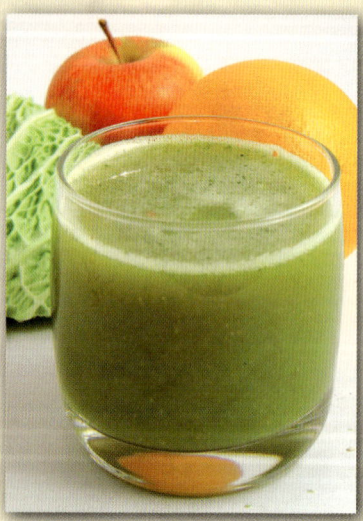

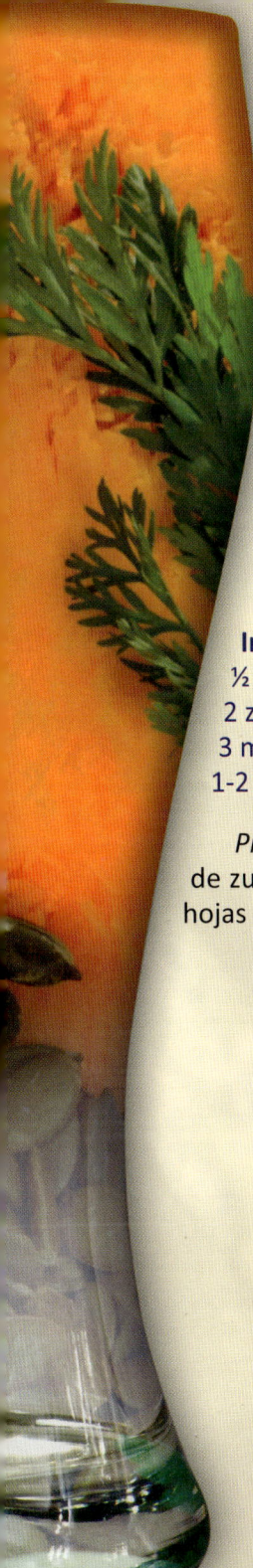

Una bomba de betacaroteno (recomendado para una dieta alcalinizante)

La calabaza no solo es buena cocida. Su jugo es delicioso, y preparado junto con la zanahoria es un zumo de verdadero bomba de betacaroteno. Es un poco dulce, así que si añadimos manzanas ácidas, su gusto será aún más delicioso.

La calabaza es rica en calcio, magnesio, fósforo, potasio, betacaroteno y vitamina C. Tiene un valor alto alcalino, reduce la acidez de la sangre y del hígado.

Ingredientes:
½ calabaza pelada y sin semillas
2 zanahorias
3 manzanas ácidas
1-2 tallos de apio (opcional)

Preparación: Forzar los ingredientes a través del prensador de zumos. Esta bebida puede ser suplementada con algunas hojas de apio, pero sin ella también es muy sabrosa.

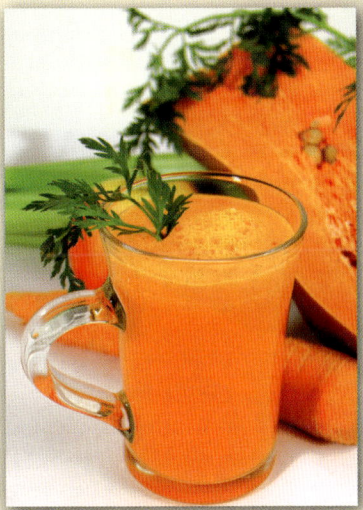

Bebida verde alcalinizante

Los tallos de apio y las hojas verdes de repollo tienen un gran valor alcalinizante, pues están llenos de minerales y de clorofila. Como su sabor es intenso, por esta razón será conveniente añadir algunas manzanas.

Las raíces de la col rizada o Kale se bajan en profundidad en la tierra y por esto tienen un provecho alto en aguas y nutrientes. En los Países Bajos, en Dinamarca, en Bélgica está de moda la col risada o Kale, y esta variedad crece sin cabeza. Solamente salen unas hojas rizadas que se pueden consumir en invierno. Las hojas son ricas en vitamina C, pero su contenido de caroteno y de minerales también es importante. Su contenido de proteína es comparable al de la espinaca. Además, su contenido en materia seca es 15-21% (lo que obtenemos con la deshidratación), y 100 mg de materia seca contiene 5% de carbohidrato, 4% de proteína, 2-4 mg de caroteno y 100 g de vitamina C. Y lo que principalmente se diferencia del repollo es que nos proporciona más clorofila, porque no tiene «cabeza», me refiero a las hojas internas que son menos intensas de color que su hermano de cuyas hojas exteriores contienen la mayoría de los nutrientes.

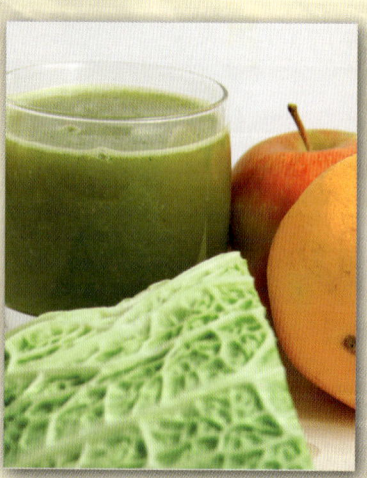

Ingredientes:
3-4 tallos de apio
2 hojas grandes de col rizada
2 manzanas

Preparación: Prensar los ingredientes a través del prensador de zumo. Se puede preparar con la licuadora también.

«Huerta Adorable»

(Del libro de Cherie Calbom y Maureen Keane libro *Juicing for life* 2)

Este zumo se hace de varias verduras; y en el libro citado se recomienda para las siguientes enfermedades:

insomnio, osteoartritis, artritis reumatoide, artritis, candidiasis, diabetes, depresión, eccema, epilepsia, aterosclerosis, diarrea, cistitis, bronquitis, manchas del hígado sobre la piel, tendinitis, trastornos circulatorio, el síndrome de fatiga crónica, enfermedad de Lyme, colesterol alto, edema, el envejecimiento (las investigaciones se demuestran que ciertos nutrientes visiblemente retrasan el envejecimiento del organismo, protegen contra un número de enfermedades y aumentar la esperanza de vida), psoriasis, cáncer, trombosis catarata.

El brócoli contiene calcio, magnesio, fósforo, vitamina B_3 y B_5, betacaroteno, una gran cantidad de vitamina C y ácido fólico. Esta comprobado que es un anticancerígeno, antioxidante, un buen limpiador intestinal; una excelente fuente de fibra, antibiótico, antivíricos y estimula el funcionamiento del hígado. Es un alimento perfecto. (Del libro de Vicki Edgson y Ian Marber, *FoodDoctorDiet*).

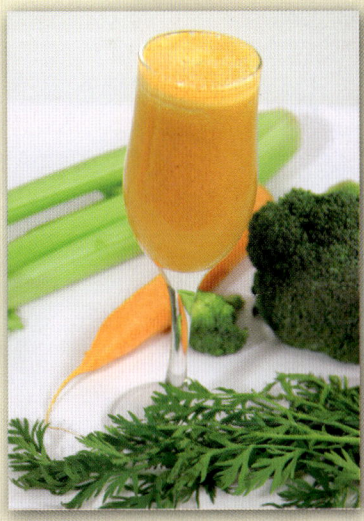

Ingredientes:
3 flores de brócoli
1 diente de ajo
4-5 zanahorias o 2 tomates
2 tallos de apio
½ pimiento verde

Preparación: Poner los ingredientes en el prensador de zumo, y consumir esta bebida con regularidad.

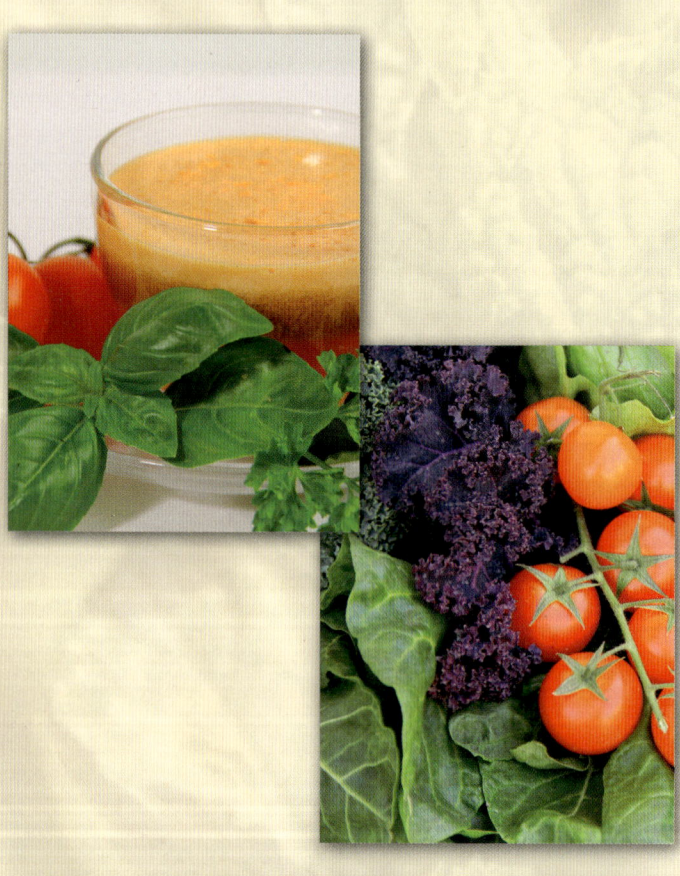

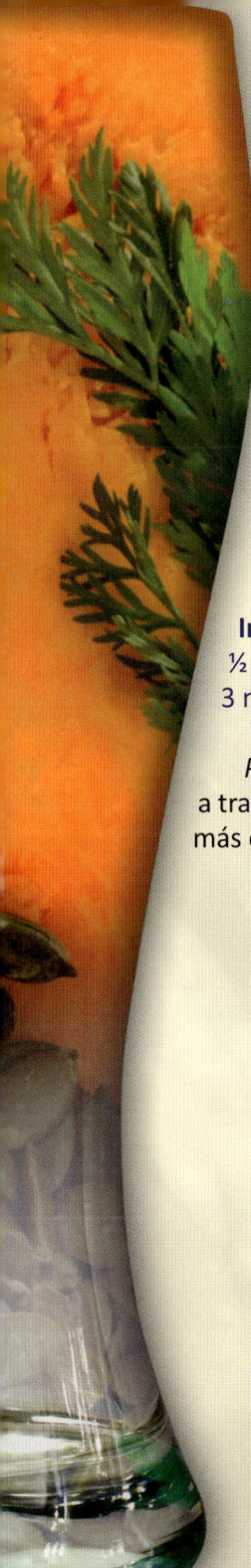

Jugo de piña con manzana

Este jugo de fruta es divino y es uno de los favoritos de mi familia. La receta más simple es cuando solo se pone la piña con la manzana en el prensador de zumo. Pero podemos añadir naranja, mandarina, lima -mejorando así la sensación «tropical».

La piña contiene calcio, magnesio, potasio, fósforo, betacaroteno y la vitamina C. Incluye también unas enzimas digestivas llamadas bromelina, que mata a las bacterias dañinas y los parásitos; su efecto es similar a la del jugo gástrico.

Ingredientes:
½ piña
3 manzanas medianas

Preparación: Pelar la piña y, junto con la manzana, apretar a través de nuestro exprimidor. (El prensador de zumo prensa más cantidad de jugo de la piña que con la licuadora.)

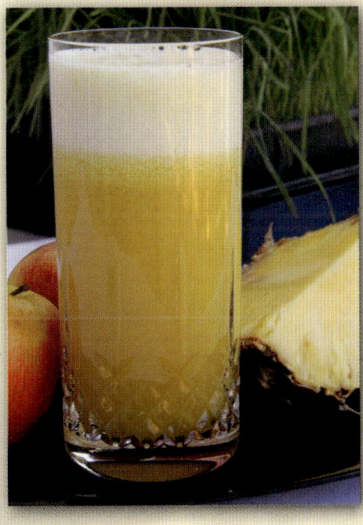

Jugo de fruta roja

(Del libro de Penny Hunking y Fiona Hunter, *Power juices*)

Es un bebida típica de verano, su preparación lleva muy poco de trabajo —la sandía debe ser despepitada. Honestamente, me gusta más comer la sandía, porque voy más rápido, que despepitando y luego extraer su jugo. Sin embargo, junto con las frambuesas podemos obtener un jugo delicioso y refrescante que sería una pena no saborearlo o dejarlo de hacer.

Solo podemos preparar este zumo con una máquina de velocidad lenta y la licuadora no es adecuada por esto.

Este zumo de fruta proporciona al cuerpo vitaminas A, C y B_1, ácido fólico, magnesio y fósforo.

Ingredientes:
300 g de sandía
125 g de frambuesa

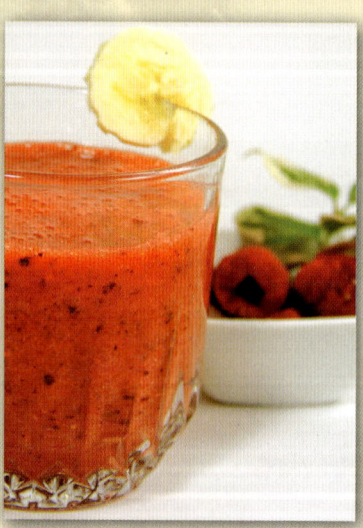

Preparación: Cortar el interior de la sandía en cubos, despepitarla y, junto con las frambuesas, prensar el jugo. Servir con cubos de hielo.

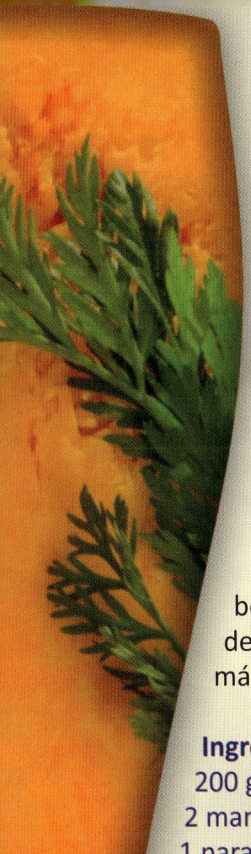

Cóctel de jengibre con arándano

No es una bebida habitual; es muy especial.

Se puede preparar con arándanos frescos y es mucho mejor así, pero en invierno puedes prepararlo congelado también.

El arándano estimula el suministro de la sangre en los capilares, y contribuye a la preservación de la salud de la piel.

El arándano contiene vitaminas de A, B_1, C, y D, y el betacaroteno. Este cóctel es un suave laxante, purificador de la sangre, estimula la circulación, mejora la visión. Además, incluye valiosos antioxidantes.

Ingredientes:
200 g de arándanos
2 manzanas medianas
1 naranja pelada
1 trozo de jengibre de aproximadamente 1 cm

Preparación: Prensar el jugo de las frutas (en este caso la mejor opción es el prensador), servir en vaso y consumir.

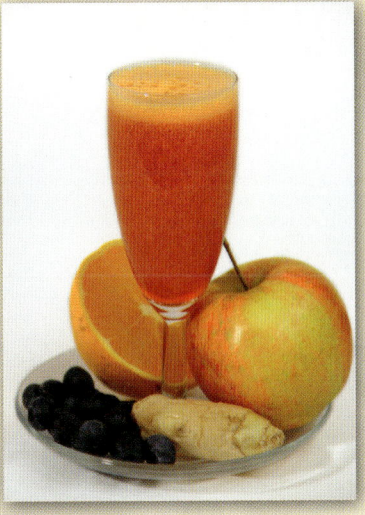

Bebida energética de melocotón

¡El melocotón refresca y aporta buen humor! Este jugo puedes prepararlo como batido también, así podrás disfrutar de los efectos benéficos de las fibras del melocotón.

El melocotón reduce la presión arterial y es bueno para el corazón y por el sistema vascular. Contiene relativamente mucha Vitamina C. Por su contenido de biotina y de vitamina B sobre todo las variedades que contienen pulpa amarilla son excelentes cuidadores del pelo y la de piel. La pulpa amarilla que contiene xantofila y esto tiene un efecto anticancerígeno. La otra variedad de melocotón que es menos jugosa, también es muy útil, porque contiene muchas fibras y con su alto contenido en pectina ayuda la digestión y previene el estreñimiento.

Ingredientes:
2-3 melocotón maduro despepitado
1 manzana
1 naranja pelada

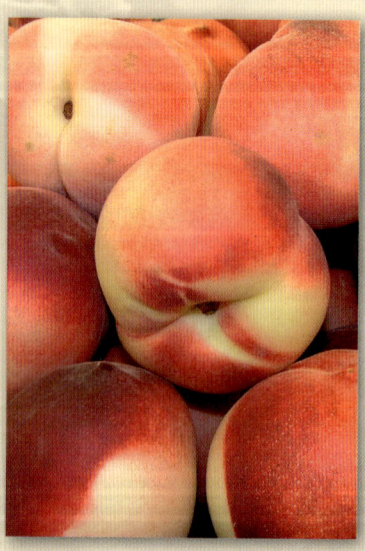

Preparación: Apretar a través del prensador de zumo los melocotones junto con las otras frutas. A causa del alto contenido líquido del melocotón y de la naranja no es recomendable hacerlo en la licuadora, en este caso el prensador es la mejor opción.

Este jugo de fruta se carga de energía inmediatamente, es una bomba de vitaminas y además es muy sabroso.

Un bocado de menta

Conocemos varios tipos de menta, pero los más conocidos son la menta verde y de la menta piperita. Con sus hojas secas podemos preparar una infusión, pero ahora vamos a utilizarlas frescas. En las estanterías de los supermercados podemos encontrar en potes y donde los nombran sencillamente: «Menta». Si lo plantamos en nuestro jardín, podemos aprovechar todo de ella, desde la primavera hasta el otoño.

La menta además de tener un sabor agradable es un excelente remedio contra los trastornos biliares, la generación excesiva de gases, y las enfermedades del sistema de digestión. En caso de problemas con el estómago o con el intestino los remedios populares recomiendan el uso de la menta. Vale la pena probarlo al día siguiente de una cena un poco pesada, o solamente «así».

Ingredientes:
- 8-10 tallos de menta con sus hojas
- 2 manzanas medianas
- 1 pepino
- 1 naranja

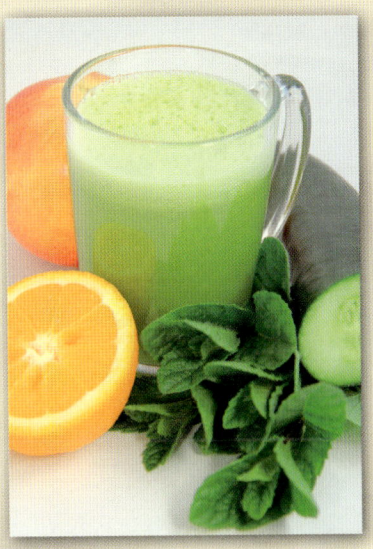

Preparación: Lavar las hojas de menta y pelar la naranja. Pasar todos los ingredientes por prensador de zumo, recomiendo la de baja revolución. En verano diluir con un poco de agua y servir con hielo.

¡Os deseo un buen provecho!

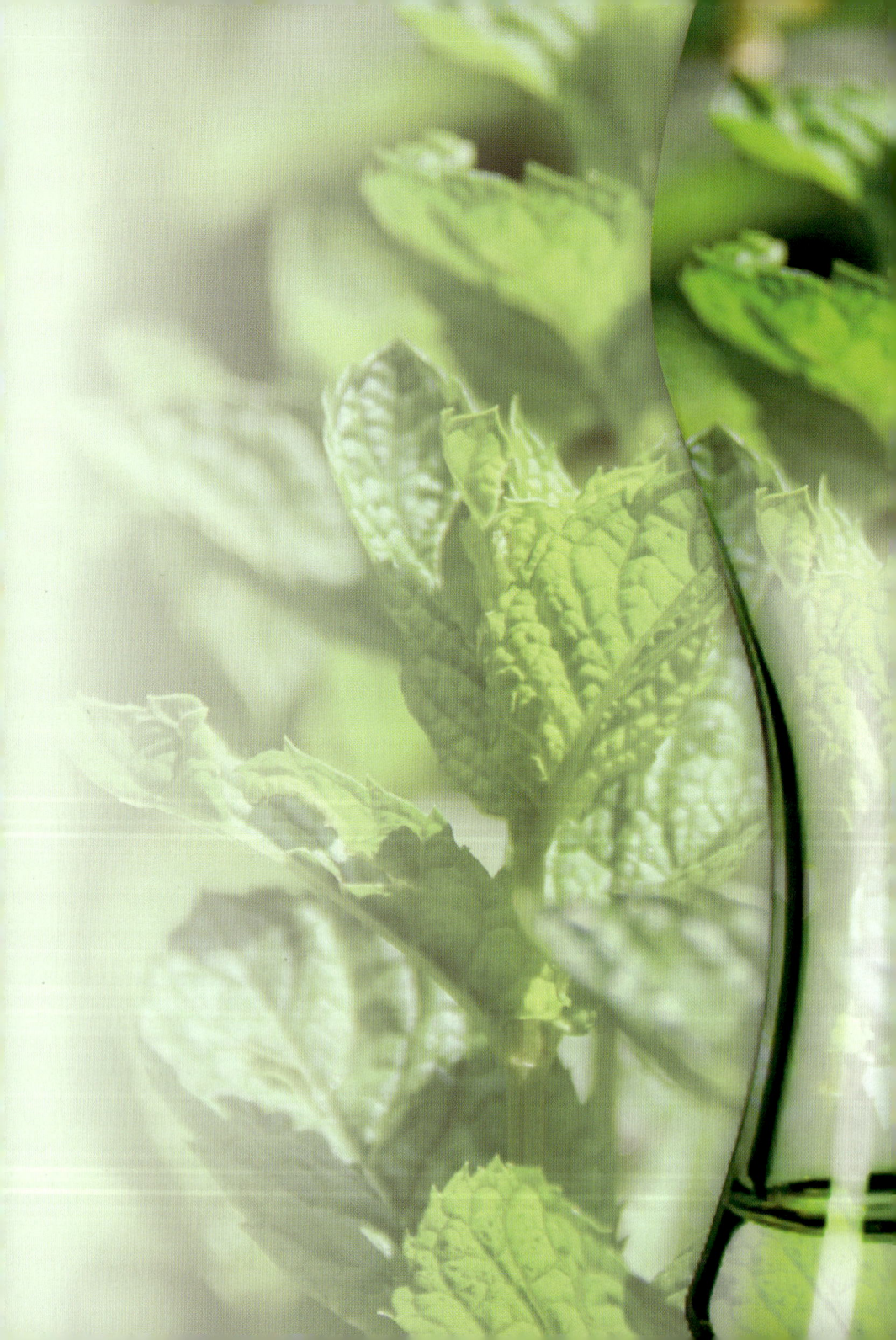

OTROS TÍTULOS DE ESTA COLECCIÓN

SALUD Y BELLEZA FACIAL
Leena Kiviluoma

TERAPIA FLORAL INTEGRATIVA
Susana Veilati

FRUTOTERAPIA. EL ORO DE MIL COLORES
Albert Ronald Morales

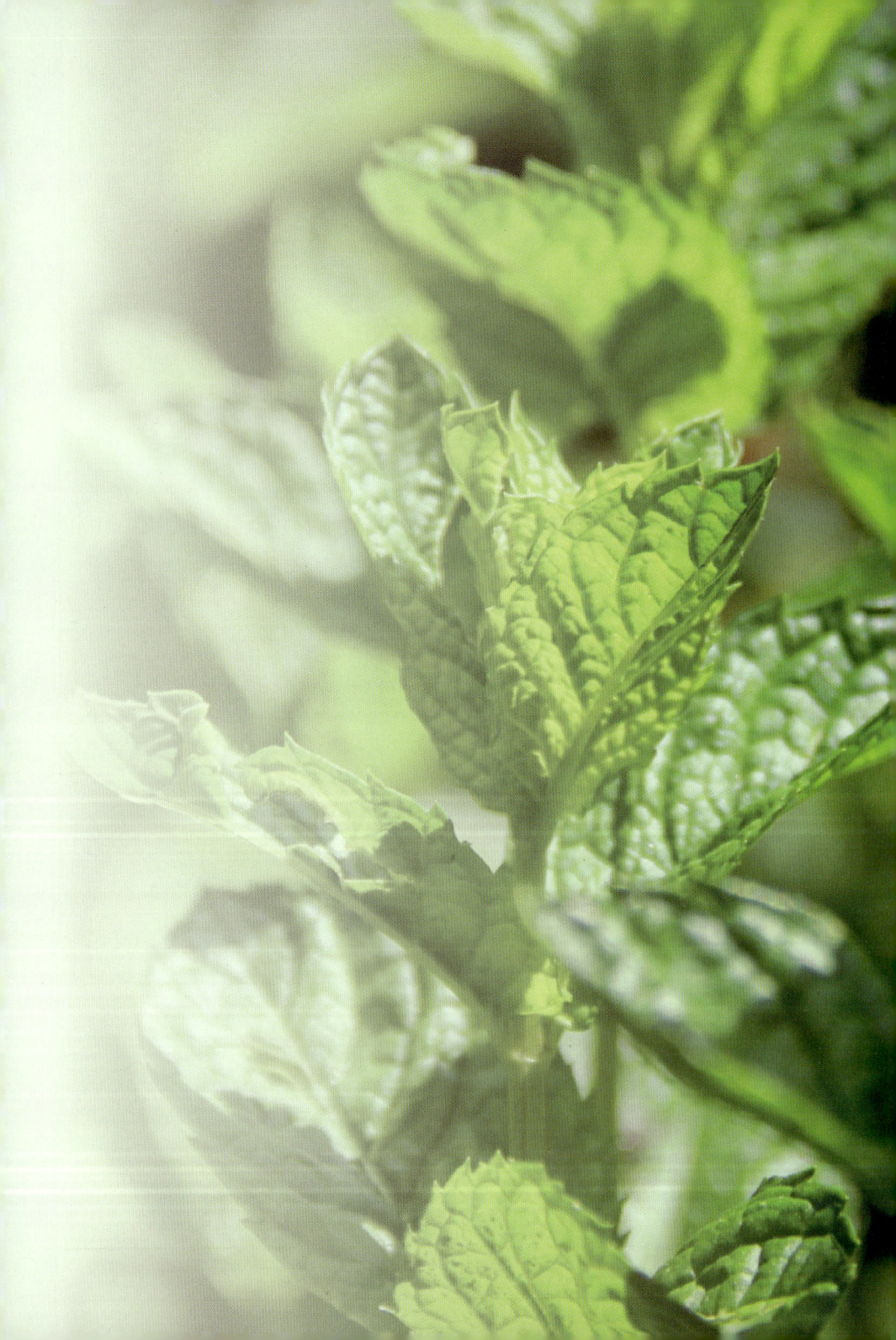

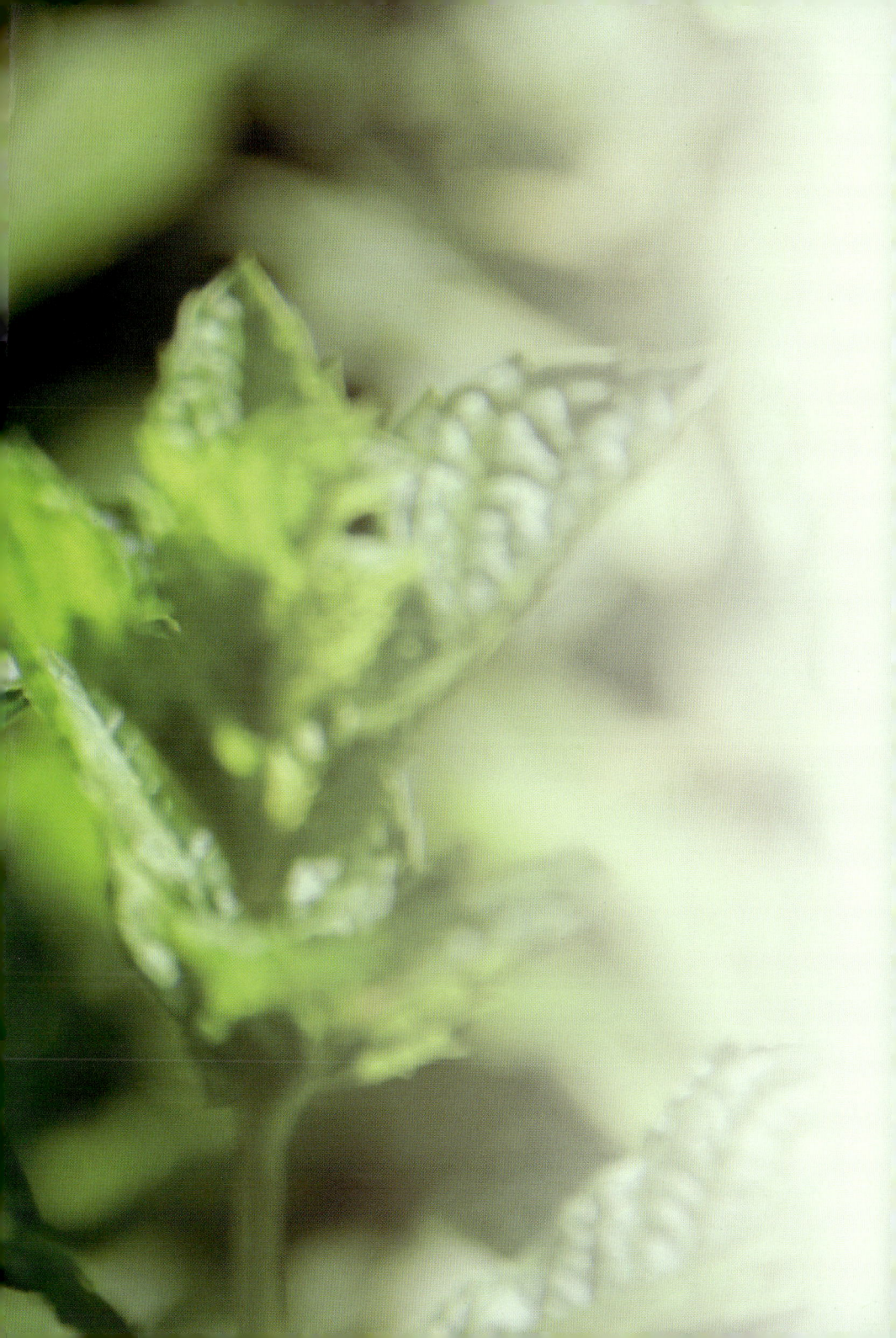

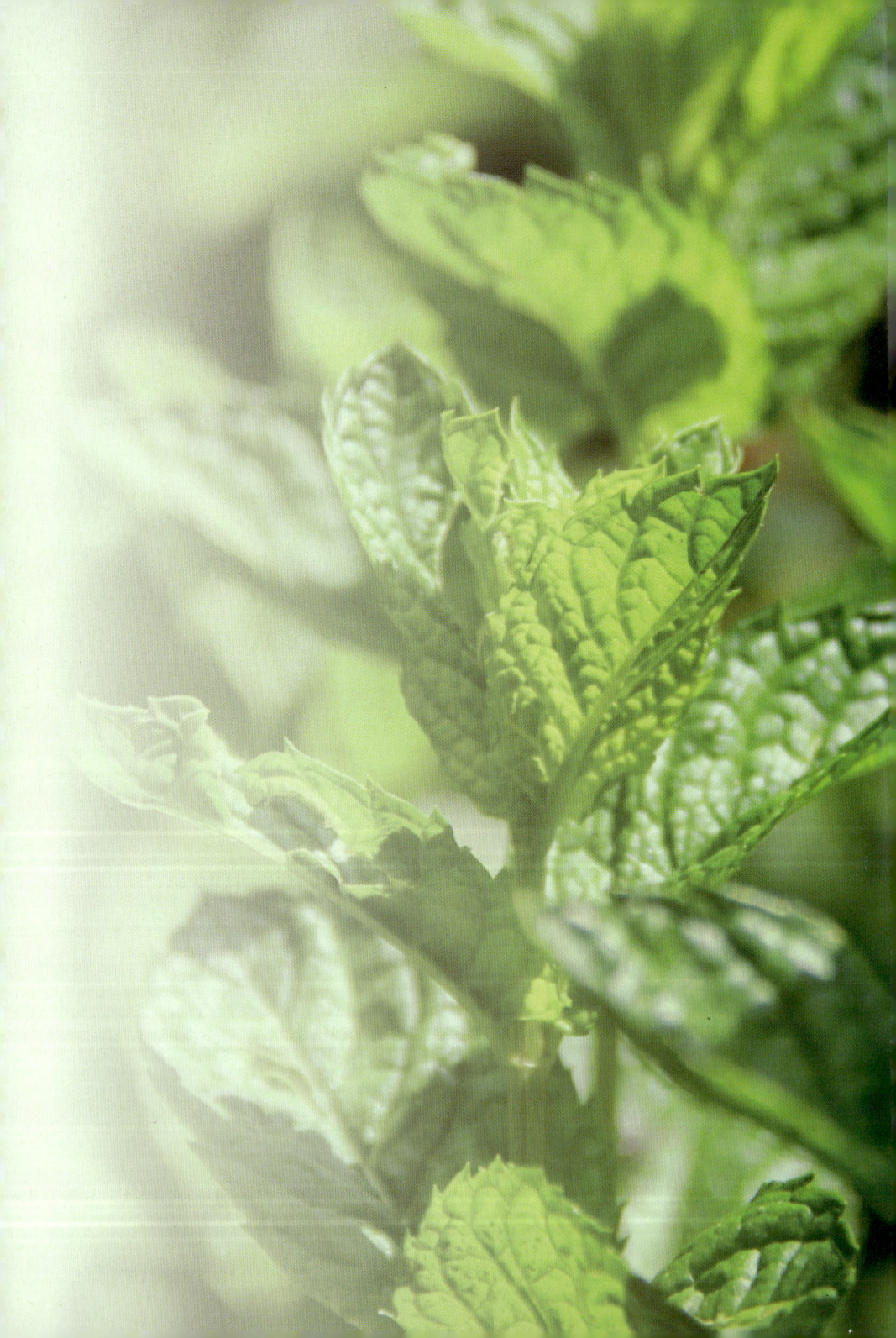